마음껏 먹어도 날씬한
사람들의 비밀

쉽고 확실한 장내 미생물 다이어트 프로젝트

마음껏 먹어도 날씬한 사람들의 비밀

초판 1쇄 인쇄 2019년 4월 24일
초판 1쇄 발행 2019년 4월 29일

지은이 김정현

발행인 백유미 조영석
발행처 (주)라온아시아
주소 서울특별시 서초구 효령로 34길 4, 프린스효령빌딩 5F

등록 2016년 7월 5일 제 2016-000141호
전화 070-7600-8230 **팩스** 070-4754-2473

값 15,000**원**
ISBN 979-11-89089-83-2 (03510)

※ 라온북은 (주)라온아시아의 퍼스널 브랜드입니다.

김정현 지음

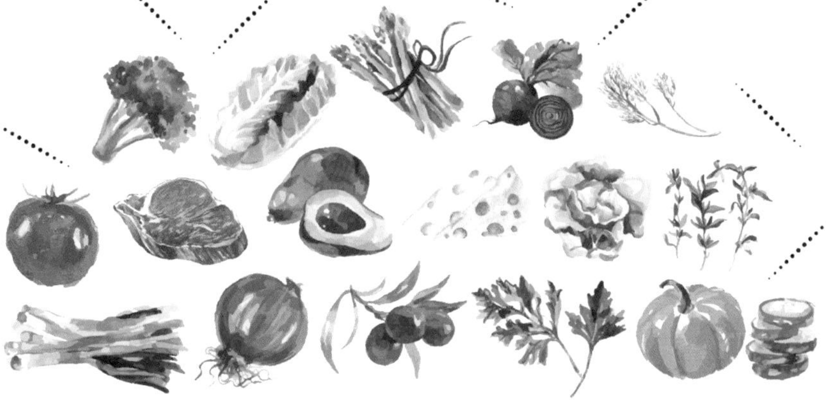

마음껏 먹어도 날씬한 사람들의 비밀

쉽고 확실한 장내 미생물 다이어트 프로젝트

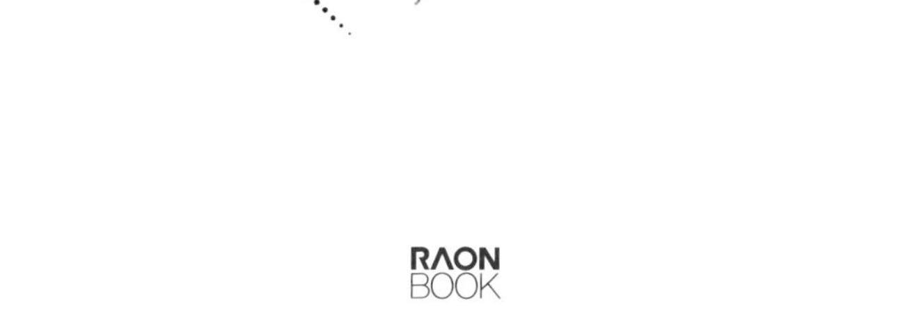

RAON BOOK

• 프롤로그 •

"나는 물만 먹어도 살 쪄."

"나는 진짜 많이 먹는데도 살이 잘 안 쪄."

이런 말을 들을 때마다 '분명 자기도 모르게 뭔가를 많이 먹었을 거야' 또는 '새 모이만큼 먹으면서 말만 저렇게 하는 거야'라는 생각을 하곤 했다. 하지만 내 몸의 날씬균만 키우면 충분히 그럴 수 있다는 생각이 들었고, 날씬균을 키워서 12킬로그램을 감량한 지금은 이 말을 믿게 되었다.

10년 넘게 약국을 운영하면서 매 끼니를 자극적인 배달 음식으로 해결하고 빵을 즐겨 먹은 탓에 군살이 여기저기 붙었다. 비만이라고 할 수는 없으나 58킬로그램의 66 사이즈를 입어야 하는 몸이 된 것이다. 약국에서는 약사 가운으로 군살들을 가릴 수 있었지만, 약사 가운을 벗은 내 모습은 조금 충격적으로 다가왔다. 다이어트의 필요성을 실감했던 것이다. 하지만 건강을 해치지 않고 요요 현상이 없는 다이어트 방법이 선뜻 떠오르지 않았다. 중년의 나이에 접어들었으니 자칫 살을 빼다가 얼굴은 되레 나이 들어 보일 수도 있었다.

주변 사람들에게 다이어트를 해야겠다고 말하자, 모두 나잇살은 어쩔 수 없다면서 그냥 받아들이라고 했다. 나와 비슷한 나이인 그들도 예전보다 덜 먹는데 오히려 살이 계속 찐다고 푸념했다. 생각해 보면 중년 여성뿐 아니라 현대를 사는 우리 대부분이 계속 살이 찌고 있다. 심지어 소아 비만이 사회문제로 떠오르기도 했다. 남녀노소, 인종에 관계없이 현재를 살아가는 모든 인류가 마치 전염병처럼 점점 뚱뚱해지고 있다. 무엇이 문제인 것일까?

최근 유산균이 몸에 좋다는 사실이 밝혀지고, 건강기능식품까지 유행할 정도로 관심이 높다. '균'이라고 하면 주로 우리 몸에 병을 일으키는 좋지 않은 것으로 인식하고 있다. 하지만 우리 건강에 유익하고 나아가 생명을 유지하는 데 꼭 필요한 균들이 있다.

유익균과 유해균은 제법 익숙한 단어가 되었다. 그런데 '날씬균', '뚱뚱균'이라는 말은 생소할 것이다. 우리의 몸을 날씬하게 만드는 균과 뚱뚱하게 만드는 균이 정말로 있을까. 정말 물만 먹어도 계속 살이 찐다면 한번 생각해볼 문제다.

날씬한 사람과 뚱뚱한 사람의 장내 균들을 비교해 보면 종류와 비율이 확연하게 다르다는 연구 결과가 있다. 그리고 나의 '3PB 날씬균 다이어트'는 장내에서 나와 더불어 공생하는 날씬균과 뚱뚱균 중에 날씬균의 비율을 더 늘리는 것이 핵심이다.

우리의 장 속에는 날씬균과 뚱뚱균이 공생하면서 늘 세력 다툼을 벌이고 있다. 장에서 살 수 있는 균의 전체적 부피는 정해져 있기 때문에 한쪽 무리가 증가하면 다른 무리는 그만큼 줄어들 수밖에 없다. 지금 이 순간에도 생존을 위해 발버둥치는 날씬균과 뚱뚱균 중 누구에게 힘을 실어줄 것인지는 다름 아닌 '나'에게 달려 있다.

날씬균에게 먹이와 좋은 환경을 공급할지, 아니면 뚱뚱균에게 먹이와 그에 맞는 환경을 공급할지는 오늘 내가 어떤 음식을 먹는지에 달려 있다.

요요 현상이 올 수밖에 없는 굶는 다이어트는 이제 잊어버리자. 살을 빼기 위해 고통스럽게 굶지 않아도 된다. 그저 날씬균의 먹이로 음식의 종류만 바꿔서 배불리 먹으면 되는 것이다.

반신반의하면서 내가 직접 해보고 얻은 신기한 경험을 많은 사람들과 나누고 싶다. 다이어트를 시작하고 1년이 지난 지금 내 몸무게는 46킬로그램이다. 12킬로그램이나 감량한 이후로 그 몸무게를 계속 유지하고 있고, 피부는 더 좋아졌으며, 매일 쾌변을 본다.

무슨 일이든 처음 시작하기가 어렵다. 다이어트도 마찬가지다. 하지만 '3PB 날씬균 다이어트'는 거창한 준비물도 필요 없고 단식 날짜를 잡지 않아도 된다. 식사 시간이 되면 그저 배추 한 잎이라도 더 먹는 것부터 시작하면 된다. 배추의 식이섬유를 받아먹은 날씬균은 내 몸속에서 증가할 것이고, 다이어트는 날씬균이 알아서 해줄 것이다.

공생균 약사
김정현

목차

2장 우리가 뚱뚱해지는 이유

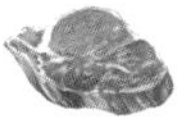

3장 날씬균 다이어트의 원리

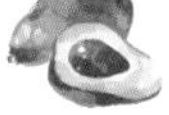

4장 다이어트를 도와주는 보충제

5장 날씬균 다이어트 감량 일기

6장 날씬균 다이어트 식사법

1장

균으로
다이어트를 한다고?

뷰티 1번지,
압구정에서 10년

대한민국 성형의 메카 압구정 거리

흔히 대한민국을 성형공화국이라고 한다. 중국이나 동남아시아 사람들이 성형수술을 하기 위해 우리나라를 방문할 정도로 성형외과 의사들의 수술 실력이 뛰어나다. 수술 실력이라는 것이 경험치에 비례한다는 점을 생각하면 우리나라 사람들이 그만큼 성형수술을 많이 한다는 것을 반증한다. 외국인들에게 의료 기술과 관광을 동시에 제공하는 사업은 분명 국익에 도움이 될 것이다. 그리고 나는 대한민국의 성형 신드롬이 계속되기를, 성형외과가 흥하기를 누구보다 응원한 사람이었다.

그 이유는 10년 넘게 운영해온 약국이 대한민국 성형의 메카로 불리는 신사역과 압구정역에 위치한 '뷰티 의원 문전약국'이었기 때문이다. 나는 신사역 인근에서 2년 남짓, 압구정역 인근에서 8년 넘게 약국을 운영했다. 신사역과 압구정역은 수백 개의 성형외과와 피부과들이 밀집된, 그야말로 뷰티 의원들의 집합소다. 아름다워지고자 하는 사람들이 끊임없이 유입되는 곳의 대명사이기도 하다.

'예쁜 것이 착한 것이다', '외모가 경쟁력이다'라는 말이 있을 만큼 외모에 대한 관심이 높은 것이 요즘의 현실이다. 아이돌 스타들의 인기에 힘입어 외모를 가꾸는 연령대도 점점 낮아져서 이젠 초등학교 고학년이면 가벼운 화장을 시작한다. 남자들도 예외는 아니다. 색조 화장품을 사용하는 것은 물론 근육을 만들거나 헤어스타일을 가꾸는 남자들도 흔하다. 남녀노소 할 것 없이 예뻐지기를 갈망하고, 성형 사실을 굳이 숨기지도 않는다.

인공적인 틀에서 벗어나 고급스럽고 부티 나게

성형수술이라고 하면 흔히 눈을 크게 만드는 쌍꺼풀 수술이나 코를 높이는 수술을 먼저 떠올린다. 예전에는 이 2가지 수술이 가장 많았다. 하나같이 붕대를 감고 와서 약을 받아 가곤 했다. 하지만 최근 몇 년간 이런 사람들을 거의 보지 못했다. 그 대신 반창고나 테이프를 살짝 붙인 사람들이 처방전을 내미는 경우가 태반이었다.

의술이 발전해서 붕대를 감지 않아도 되는 것일까? 물론 그런 이유도 있겠지만 그보다 수술 트렌드가 바뀌었기 때문이다.

뷰티 1번지로 불리는 신사역과 압구정역에서 약국을 10여 년간 운영하다 보니 성형수술에 대해 나름 많은 지식이 쌓였다. 성형수술도 트렌드가 있고 일명 '워너비'라는 동경의 대상이 있어서 늘 새로운 수술 방법이 개발된다.

한때 쌍꺼풀을 굵게 잡고 동시에 앞트임과 뒤트임을 하는 수술이 유행한 적이 있다. 눈 밑 애굣살이 유행이었다가 또 어느 순간 애굣살을 제거하기 위해 사람들이 몰려들었다. 입꼬리 올림술이 유행한 적도 있다. 이것은 흉터가 남을 수 있어서인지 약국에서 흉터 연고 판매에 혁혁한 공을 세운 수술이기도 하다.

가슴 수술도 둥근 보형물을 넣는 것에서 진화하여 자가 지방을 이식하더니, 요즘은 자연스럽게 볼륨을 살리는 물방울 모양의 보형물을 넣는 것이 인기다.

코 수술이야말로 유행에 아주 민감하다. 얼굴의 조화는 생각하지 않고 마치 공장에서 찍어낸 것처럼 너도 나도 버선코를 달고 다니던 시절이 있었다. 하지만 요즘에는 콧대가 너무 높지 않고 코끝도 자연스러운 모양을 선호한다.

요즘은 속쌍꺼풀처럼 살짝 찝는 것이 유행이다. 티가 나지 않게, 아무도 모르게 예뻐지는 수술을 하는 것이다. 얼굴선을 또렷하게 다듬어주는 윤곽 주사, 다크서클을 완화해주는 눈밑 지방 재배치 수술, 돌출된 광대를 축소하는 광대 주사, 얼굴의 꺼진 부위를 채워주는 필러 시술 등 내 얼굴은 그대로 살리되 좀 더 고급스럽고 귀티 나는 인상을 만드는 것이 최근의 트렌드다.

잡티 없이 하얗고 맑은 피부를 유지하기 위해 주기적으로 레이저 시술을 받고, 윤기 나는 피부를 위해 물광 주사를 맞는다. 진한 화장을 하지 않고 마치 맨얼굴인 것 같은 자연스러운 메이크업을 하면서 깨끗하고 윤기 나는 피부를 살짝 드러내는 것이 강남 스타일의 부티 나는 피부라고도 한다.

이렇듯 대한민국 성형수술에는 유행 풍속도가 존재한다. 하늘 아래 변하지 않는 것이 없다더니, 예쁨의 기준도 시대에 따라 변한다는 것을 몸소 체험했다. 어쨌든 미용 수술을 받는 모든 환자들의 마음은 한결같이 지금보다 더 예뻐지고 싶은 소망을 품고 있다. 예뻐진다는 것은 현재보다 좀 더 좋아 보이고 더 고급스러워 보이는 것이다.

럭셔리 라이프 스타일을 추구하다

그렇다면 고급스러운 이미지는 어떤 것일까? 명품으로 온몸을 휘감고 다니면 고급스러워 보일까? 오히려 더 촌스럽고 눈살이 찌푸려지는 경우가 더 많다.

우리가 원하는 것은 은은하게 풍겨 나오는 고상하고 럭셔리한 분위기다. 상표가 크게 드러나지 않으면서도 소재가 무척 고급스러운 옷을 입고, 단순하지만 수준 높은 디자인의 주얼리를 착용한다. 천만 원이 넘는 핸드백도 상표가 보이지 않지만 누구나 그 가방이 최고급이라는 것을 안다. 소위 아는 사람들끼리만 안다는 그들만의 리그가 있는 것이다.

이들의 피부는 언제나 반짝이고 촉촉한 수분을 머금고 있다. 진한 화장을 하지 않는 것도 특징이다. 머릿결은 풍성하고 윤기가 나며 적당히 마른 몸매는 티셔츠 하나만 걸쳤을 뿐인데도 옷맵시가 난다. 대한민국 1등 부촌이라는 압구정동에서 쉽게 볼 수 있는 모습이다.

성형외과가 비단 신사역과 압구정역에만 모여 있는 것은 아니다. 강남역에도 밀집되어 있고, 명동에도 수많은 성형외과가 있다. 압구정에 있는 병원들이 수술비가 저렴한 것도 아니다. 오히려 같은 수술인데도 훨씬 더 비싼 경우가 많다. 그런데도 서울 전역에서, 지방에서, 심지어 해외에서도 압구정으로 성형을 하러 온다. 압구정에서 병원을 운영하는 의사들의 실력이 유독 뛰어나서일까?

나는 그 이유를 고급스러움에서 찾았다. 압구정으로 수술을 하러 오는 사람들은, 이곳이 좀 더 비싸더라도 좀 더 고급스러운 이미지의 얼굴로 만들어줄 것이라는 기대감을 가지고 있다. 왠지 더 좋은 약품을 사용할 것 같고, 더 세심하게 개성을 살린 수술을 해줄 것 같다. 항상 고급스럽고 세련된 사람들이 북적이니 내 얼굴도 세련되게 업그레이드해줄 것 같다.

'압구정에서 시작하면 그것이 대한민국의 유행이 된다'는 말이 있다.

실제로 우리 약국 인근의 병원들은 항상 유행을 선도하는 시술을 하곤 했는데 그 중심에는 건강함과 자연스러움이라는 가치가 녹아 있었다. 단순히 예쁘기만 한 것은 고급스러운 이미지를 얻고자 찾아오는 환자들에게 어필하지 못한다. 수술을 한 듯 만 듯, 이미지만 세련되게 바꿔주는 감쪽같은 수술이 만족도가 높을 수밖에 없다.

그리고 또 다른 부위를 추가로 수술하려고 상담하는 사람들에게 의사들이 공통적으로 하는 말이 있다. '다이어트가 최고의 성형'이라는 말이다. 일단 살을 조금 빼고 나서 다시 오면 그때 맞춰서 수술을 하겠다는 것이다. 의사들은 피부에 좋은 영양제를 섭취하면서 지금의 얼굴이 완전히 자리 잡고 몸매도 어느 정도 정돈된 후 다시금 수술을 생각해보자고 말한다. 그러면 사람들은 더 이상 수술을 권하지 않는 의사의 모습에 더욱 신뢰감을 느낀다. 압구정동 성형외과의 단골이 되는 순간이다.

예쁜 것에도 유행이 있는 것은 사실이다. 하지만 변하지 않는 가치가 있다. 바로 '건강함에서 우러나오는 아름다움이 진짜'라는 것이다.

다이어트도 마찬가지다. 몸이 말랐다고 다 예쁜 것은 아니다. 오히려 다이어트 후에 더 늙어 보이는 얼굴도 많다. 다이어트를 하면 혈색이 맑아지고 생기가 살아나서 얼굴이 더 어려 보여야 한다. 다이어트의 궁극적인 목적은 '지금보다 더 건강하고 럭셔리한 라이프 스타일'이어야 한다.

이것이 10년 동안 약국을 운영하면서 정립한 미(美)에 대한 가치관이다.

다이어트의 최종 목적은 아름다움

'고급스럽고 부티 나게'라는 말은 성형뿐 아니라 다이어트에도 적용된다. 빼빼 마르기만 한 몸매는 요즘 트렌드가 아니다. 적당한 볼륨과 곡선미로 소위 옷발이 잘 받는 몸매를 선호한다. 볼륨 없이 마르기만 한 44 사이즈의 몸보다는 오히려 적당히 여유 있어 보이는 '날씬 55 사이즈'를 선호한다.

시대마다 요구하는 미의 기준을 아는 것이 매우 중요하다. 2019년 현재 미의 기준은 뭐니 뭐니 해도 '부티'다. 현대인들이 말하는 부티는 명품들로 치장한 이미지가 아니다. 오히려 이렇게 치장한 사람들을 보면 싼티가 난다고 한다. 진정한 부티란 남과 비슷하거나 인공적인 틀에서 벗어나 나의 개성을 살리면서도 고급스러운 이미지가 배어나는 것이다.

칼로리를 극단적으로 제한하여 몸무게는 많이 줄었지만 피부가 푸석하고 머리카락이 빠진다면 차라리 살을 빼지 않는 것이 더 낫다. 무리한 운동으로 살은 빠졌지만 얼굴이 늙어 보인다면 이 또한 차라리 살을 빼지 않는 편이 더 좋을 것이다.

다이어트의 최종 목적은 아름다움이다. 그리고 아름다움은 건강한 몸에서 뿜어져 나온다. 몸은 건강하게 날씬해지고, 피부는 다이어트를 하기 전보다 더 반짝이고 윤기가 나야 하며, 생활도 에너지가 넘치고 즐거워야 한다.

우리의 일상생활에 지장을 주는 굶는 다이어트는 결코 성공할 수 없다. 언제까지 굶을 수 있을까? 3일 아니면 5일, 그리고 나서 조금 빠지면 참은 만큼 다시 먹어도 될까?

굶는 다이어트는 요요 현상만 불러올 뿐이다. 굶는 동안 몸은 지치고 신경이 날카로워지며, 먹는 양이 줄어들면서 변비까지 생긴다. 피부는 거칠어지고 얼굴은 생기를 잃는다. 결코 예쁜 모습을 기대할 수 없다.

무조건 굶고 운동한다고 살이 빠지지는 않는다

다이어트는 과유불급이다

'욕심이 지나치면 화를 부른다.' 약국을 하면서 자주 떠올린 말이다. 쌍꺼풀 수술을 하더라도 눈썹이 눈을 찌른다거나 짝짝이인 두 눈을 똑같이 맞추기 위해 최소한으로 수술한 사람들은 자연스러우면서도 환한 인상을 풍긴다. 그런데 쌍꺼풀을 너무 굵게 만들거나 무리하게 앞트임을 하면 인상이 사납게 바뀔 수 있다.

코도 너무 높이 세우면 부자연스럽고 얼굴이 어색하게 부조화를 이룬다. 얼굴에 지방을 너무 많이 이식하여 마치 터질 듯한 얼굴로 약국에 들어오는 환자들을 보면 조금만 덜했으면 정말로 예뻐졌을 것이라는 생각이 들곤 했다.

다이어트도 마찬가지다. 너무 욕심을 내서 목표를 과도하게 잡거나 무리한 다이어트를 하면 실패할 수밖에 없다. 단순히 '쉽고 빠른' 다이어트가 아니라 건강을 고려한 다이어트를 해야 하는 이유다.

우리가 다이어트에 실패하는 이유

먹지 않으면 살이 빠질 것이라는 생각으로 거의 모든 사람들이 굶는 다이어트부터 시작한다. 칼로리를 섭취하지 않으면 몸무게는 당연히 줄어든다. 하지만 언제까지 굶을 수 있단 말인가?

짧은 기간에 굶어서 살을 빼면 정작 빠져야 할 지방은 그대로 있고 체수분과 단백질이 줄어들어 오히려 보존해야 할 근육만 잃게 된다. 그리고 굶은 후에는 반사적으로 과식을 하게 되고 당분의 흡수률이 높아져서 체내에 중성지방으로 저장되는 과정이 더 빨리 진행된다. 그렇게 해서 오히려 체중이 더 늘어나는 요요 현상이 일어나는 것이다. 괜한 단식으로 피부만 푸석해지고 스트레스만 받고 나서 도리어 더 뚱뚱해져 버린다.

극단적으로 굶는 것 외에 일정 기간 칼로리를 제한하는 다이어트를 시도하는 사람들도 많다. 물론 현대인들은 칼로리를 과도하게 섭취하는 경향이 있기 때문에 매끼 식단에서 적절하게 칼로리를 제한할 필요가 있다. 하지만 살을 빼려고 오랫동안 무리하게 칼로리를 제한하면 근육이 분해되고 기초대사량이 떨어져 무기력증과 두통, 불면증이 생기고 여성들은 무월경이 나타나기도 한다. 영양 부족으로 부종, 저혈압, 빈혈이 생기고 피부는 푸석푸석해지며 심한 변비에 시달리게 된다. 게다가 우리의 몸은 비상상태를 선포하고 원래의 상태를 유지하기 위해 에너지를 비축하는 시스템으로 전환된다. 그렇게 되면 다시 충분한 칼로리를 섭취했을 때 금방 살이 찌는 것이다.

굶거나 칼로리를 조금만 섭취하는 다이어트는 오래 지속할 수도 없고, 이전보다 더 살이 찌는 요요 현상을 피할 수 없다.

원푸드 다이어트

원푸드 다이어트는 어떨까? 쉽고 빠르다는 이유로 원푸드 다이어트를 하는 사람들이 많다. 원푸드 다이어트는 특정한 음식만 먹어서 열량 섭취 줄이는 것이다. 결국 칼로리 제한 다이어트의 일종이다. 고른 영양소 섭취가 제한되기 때문에 영양 불균형을 초래하고 영양 결핍 증상이 나타나기도 한다.

예를 들어 과일 하나만 먹으면 몇 가지 비타민과 당분만 섭취하는 것이기 때문에 단백질, 지방, 무기질이 결핍된다. 단백질만을 섭취하는 황제 다이어트도 원푸드 다이어트의 일종이다. 황제 다이어트는 고기, 생선, 달걀 등 단백질만을 섭취하면서 탄수화물을 제한하는 다이어트다. 에너지원인 탄수화물 섭취를 제한하면 인체는 에너지를 얻기 위해 체내에 저장되어 있는 지방을 분해하여 사용한다는 이론이다.

하지만 탄수화물 섭취가 극단적으로 제한되면 혈액 내에 케톤체가 증가하여 소변으로 빠져나가는 케톤증이 유발되고 심한 이뇨 작용으로 체액의 손실이 일어난다. 이 때문에 황제 다이어트를 시작하면 초반에는 체중이 금방 감량되어 효과가 좋은 것처럼 보인다. 하지만 지속할 경우 수분과 전해질의 손실로 탈수가 일어나고 어지러움, 기립성

저혈압, 피로 등의 부작용이 나타날 수 있다. 실제로 황제 다이어트를 하는 사람들을 보면 수분 손실 때문에 피부가 검어지고 생기를 잃어서 늙어 보이는 경우가 많다. 살이 빠지면 더 젊고 활기차 보여야 하는데 정반대의 결과가 일어나는 것이다.

그리고 과도하게 섭취된 단백질을 소화하는 과정에서 단백질의 대사물질인 질소 노폐물이 늘어나 소변량도 증가하고 신장에도 좋지 않다.

단기간에 일시적으로 체중을 줄일 수 있는 다이어트 방법은 많다. 하지만 지속 가능한 방법이 아니므로 근본적인 다이어트 방법이라고 할 수 없다. 더 날씬하고 더 건강한 몸으로 활기찬 에너지를 발산하는 라이프 스타일을 위한 다이어트 방법이 아니라는 것이다.

다이어트 약, 괜찮을까?

약을 복용하는 방법은 어떨까? 다이어트 약은 체질량지수가 기준 이상을 넘어서거나 당뇨 등의 질환으로 체중 감량이 필요하다고 판단되는 경우 의사의 처방을 받아 단기간에 복용하는 것이다.

참고로 체질량지수는 몸무게를 키의 제곱으로 나눈 값이다. 예를 들어 키가 160센티미터에 몸무게가 56킬로그램이라면 체질량지수는 56÷(1.6×1.6)=21.875이다. 네이버에서 제공하는 체질량지수(비만도 계산) 계산기를 이용하면 쉽게 구할 수 있다.

모든 약에는 효과와 함께 의도하지 않은 부작용이 따르게 마련이다. 특히 다이어트 약은 중추신경계에 작용하여 식욕을 억제하기 때문

| 네이버의 체질량지수 계산 |

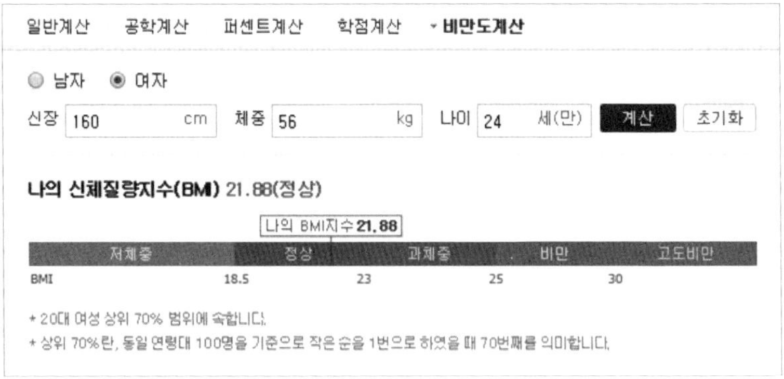

| 체질량지수 |

체중	키					
	155	160	165	170	175	180
50	20.81	19.53	18.37	17.3	16.33	15.43
55	22.89	21.48	20.2	19.03	17.96	16.98
60	24.97	23.44	22.04	20.67	19.59	18.52
65	27.06	25.39	23.88	22.49	21.22	20.06
70	29.17	27.34	25.71	24.22	22.86	21.6
75	31.22	29.3	27.55	25.95	24.49	23.15
80	33.3	31.25	29.38	27.68	26.12	24.69
85	35.38	33.2	31.22	29.41	27.76	26.23
90	37.46	35.16	33.06	31.14	29.39	27.78
95	39.54	37.11	34.89	32.87	31.02	29.32

에 내성이 생기기 쉽고 의존성도 높아 중독될 우려가 크다. 또한 다이어트 약을 복용한다고 해서 마냥 살이 빠지는 것이 아니라, 배고픔을 억제해서 궁극적으로는 칼로리를 제한하는 것이다.

용수철을 눌렀다가 손을 떼면 곧바로 튀어오르듯이 사람의 욕구도 억제할수록 반동으로 더 큰 욕구가 솟구친다. 다이어트 약을 중단하거나 굶는 다이어트를 한 후에 폭식증이 찾아오는 것도 그 때문이다. 그리고 다이어트를 하기 전에는 통통하긴 했어도 살성이 단단하고 윤기가 흐르던 사람이, 다이어트 후 요요 현상이 나타나면 탄력도 없고 푸석푸석해진다. 이것은 몸이 급하게 반동하면서 살이 붙었기 때문이다.

건강한 다이어트를 찾아라

올바른 다이어트의 가능성을 확신하다

사람들은 언제 다이어트를 결심하고 어떤 계기로 다이어트를 시작하는 것일까? 연령대 또는 성별에 따라 명확하게 구분된다.

젊은 사람들이 다이어트를 하는 이유는 아름다운 외모를 갖기 위해서다. 타이트한 옷을 맵시 있게 입고, 늘씬한 몸매와 탄탄한 근육을 뽐내고 싶어서 다이어트를 하는 경우가 많다. TV에 나오는 연예인들의 날씬한 모습 또한 젊은 층의 다이어트 욕구를 부추긴다.

출산을 한 여성들은 몸매를 출산 전의 상태로 되돌리기 위해 다이어트를 한다. 하지만 임신으로 불은 몸은 호르몬의 영향을 받아 여간해서는 빠지지 않는다. 팔뚝이나 아랫배 등 빠지기 힘든 부위에 군살이 붙어 아가씨 때의 귀여운 통통함과는 거리가 있다. 아이를 품느라 늘어난 뱃살도 탄력을 되찾으려면 각고의 다이어트가 필요하다.

남자들은 건강검진 이후에 건강상의 이유로 다이어트를 시작하는 경우가 많다. 과중한 업무와 누적된 스트레스, 운동 부족과 잦은 술자리가 차츰차츰 쌓여서 어느덧 뱃살이 툭 튀어나오고 콜레스테롤 수치도 높아지면 병원에서 건강 관리를 위해 다이어트를 권유한다.

건강한 다이어트를 해야 하는 이유

내가 생각하는 다이어트의 가장 중요한 요소는 건강이다. 뚱뚱하다는 것은 단지 외형적인 문제가 아니다. 다이어트를 하고 나면 겉모습도 아름다워져야 하지만 무엇보다 건강이 더 좋아져야 한다.

다이어트를 하고 나서 오히려 몸에 무리가 온다거나 일상생활을 할 수 없을 정도로 피곤하다면 올바른 다이어트를 한 것이 아니다. 체중을 감량한 후에 변비로 고생하거나 탈모가 진행되고 두통에 시달리는 사람들이 적지 않다. 너무 피곤하고 무기력해져서 일상생활이 파괴되는 경우도 있다. 건강을 잃는 것이 아닌, 더 건강한 몸을 만드는 다이어트가 1순위가 되어야 한다.

다음으로 중요한 요소는 지속성이다. 단 3일 또는 일주일 만에 감량하는 체중은 진정한 의미의 감량도 아닐뿐더러 극단적인 다이어트는 오래 지속할 수 없다. 지속할 수 없다는 것은 다시금 살이 찐다는 말과 같다. 게다가 몸도 살이 더 빠지기 힘든 체질로 바뀔 뿐이다.

건강한 몸을 유지하면서 지속적으로 할 수 있는 다이어트 방법은 어떤 것일까?

우선 언제 어디서나 실천할 수 있는 쉬운 방법이어야 한다. 몸이 건강해지는 것이 느껴져 계속하고 싶어야 한다. 다이어트를 할수록 피부에 윤기가 흐르고, 쾌변을 볼 수 있어야 한다. 생활에 활력이 생겨서 일상생활이나 업무를 수행하는 데 지장이 없어야 한다.

굶지 않고 16주 만에 7.5킬로그램 감량

몸에 해로운 음식은 멀리하고 이로운 음식을 가까이하면서 자연스럽게 식단을 조절하고, 가벼운 운동으로 건강관리를 하다 보면 혈액순환이 좋아지고 콜레스테롤 수치도 정상으로 돌아와 지방에 축적되어 있던 체내 독소가 빠져나오면서 자연스럽게 날씬해지는 것이 올바른 다이어트 방법이다.

굶지도 않고, 힘들게 운동하지도 않고, 몸에 이로운 음식만 먹으면서 살을 뺄 수 있을까? 눈에 띄는 효과를 얻을 수 있을까?

결론부터 말하면 그런 다이어트 방법이 있다. 내가 성공한 다이어트 방법은 배가 고프지도, 숨이 차지도 않다. 체중이 점점 줄어들면서 몸이 쉽게 적응해나갔고, 아침마다 규칙적으로 배변을 봤다. 혈액순환이 좋아지는 것을 스스로 느낄 수 있었고 피부는 점점 맑아졌다. 2주 만에 3킬로그램, 8주 만에 5킬로그램 이상 감량했다. 그리고 16주가 지나자 7.5킬로그램이 감량되는 믿을 수 없는 결과가 나타났다.

내가 효과를 거두자 주변 사람들이 하나둘씩 따라 하기 시작했고, 급기야 구체적인 레시피와 방법들을 공유해달라는 요청이 들어왔다. '3PB 날씬균 다이어트'를 전파해야 하는 시점이 온 것이다.

우리 몸에 미생물이 산다

모든 질병은 장에서 시작된다

"안녕하세요, 김정현 약사입니다."

누군가를 처음 만나거나, 여러 사람들 앞에서 강의를 하기 전에 습관적으로 하던 인사였다. 10년 넘게 약국을 운영하면서 '김정현=약사'라는 인식이 자연스럽게 스며들었고, 너무도 익숙하게 나라는 사람은 '압구정에서 약국을 운영하는 김 약사'였다.

그러던 내가 '안녕하세요, 공생균 약사입니다'라는 인사를 하기 시작했다. 사람들은 공생균이라는 단어를 낯설고 어렵게 생각했다. 그리고 공생균이 무엇이냐고 묻기 시작했다. 그러면서 안정적이던 약국을 접고 '공생균 연구소'라는 생소한 이름으로 고군분투하는 나를 격려하고 걱정해주었다.

우리 몸에 살고 있는 이로운 균으로 살을 빼는 연구를 하는 사람이라고 말하면 의구심은 더욱 짙어진다. 균이라는 단어가 부정적인 의미로 받아들여져서 균과 공생한다는 사실이 꺼림칙하게 느껴질 수도 있을 것이다. 또한 균으로 살을 뺀다는 것이 허무맹랑하게 여겨질 수도 있다.

'공생'은 서로 도우며 살아간다는 뜻이다. 인체미생물들은 사람의 몸에 기생하고, 사람도 인체미생물이 있어야 생명을 유지할 수 있으니, 인간과 인체미생물은 서로 공생 관계에 놓여 있는 것이 아닐까?

내가 태어난 순간부터 이 생을 마감하는 순간까지 내 몸속에서 함께 살아가며 서로가 생명을 유지하는 데 도움을 주는 인체미생물을 나는 '공생균'이라고 부른다. 그렇다면 이 공생균이 다이어트와 무슨 상관이 있을까?

균, 즉 눈에 보이지도 않는 미생물과 사람 사이의 상호 연관성은 사실 인류가 시작되었을 때부터 현재까지 지속적인 관심의 대상이었다. 관심을 갖는 사람들이 과학자나 의사들로 한정되어 있어서 대중적으로 알려지지 않았을 뿐이다. 하지만 현미경이 발명되어 미생물을 눈으로 확인할 수 있게 되고, 미생물의 긍정적인 역할들이 과학적으로 밝혀지면서 최근에는 핫 이슈로 떠오르는 분야가 되었다.

의학의 아버지 히포크라테스는 "모든 질병은 장에서 시작된다"는 말을 했고, 생물학자 일리야 메치니코프 역시 "죽음은 장에서 시작된다"는 유명한 말을 남겼다. 과학적으로 증명할 수 없었던 시대에도 의학자들은 사람의 건강을 좌우하는 핵심 요인이 바로 '장에서 일어나는 어떠한 작용'이라는 확신을 가지고 있었던 것이다. 현재도 수많은 의학자들과 과학자들이 장내에 사는 공생균과 건강의 관계를 입증하고자 노력하고 있다.

특히 2007년 미국에서 진행된 휴먼 마이크로바이옴 프로젝트(Human Microbiome Project)는 인간의 몸에 살고 있는 미생물을 연구하는 도화선이 되었다. 이 프로젝트의 결과로 만들어진 휴먼 마이크로바이옴 지도는 각 지역별, 인종별로 인간의 몸속에 살고 있는 미생물 군집을 나타낸 것이다. 이 지도 덕분에 마이크로바이옴 연구는 날개를 달았다.

미국뿐 아니라 캐나다, 중국, 프랑스, 호주, 일본, 싱가포르에서도 휴먼 마이크로바이옴 프로젝트를 통해 자국민의 몸 전체를 뒤덮고 있는 미생물 군집에 대한 연구를 활발하게 진행하고 있다. 이런 연구를 바탕으로 인간과 함께 사는 공생균들의 실체가 점점 드러나고 있다. 특히 휴먼 마이크로바이옴 프로젝트 중에서도 장에 살고 있는 장 마이크로바이옴(Gut Microbiome) 분야가 가장 활발하게 연구되고 있다.

과학자들은 장내에 살고 있는 공생균들이 장 건강이나 변비, 비만뿐 아니라 아토피와 알레르기는 물론 우울증, 불면증 등의 정신 질환과도 밀접한 관계가 있다는 것을 밝혀냈다. 또한 최근에는 치매와도 관련이 있다는 사실이 밝혀지면서 인류의 건강한 장수를 위하여 더욱 활발하게 연구하고 있다.

내 몸에 살고 있지만 육안으로 보이지 않는 미생물은 마치 숨을 쉬면서도 공기의 고마움을 생각하지 않듯이 너무나 당연하게 받아들인다. 내 몸의 공생균들이 나의 건강과 체형은 물론 정신 건강에까지 영향을 미친다는 사실을 알고 나면 이로운 공생균들을 힘써 키우고, 해로운 공생균들을 줄이는 것이 얼마나 중요한 일인지를 깨닫게 된다.

이로운 균을 키우는 것은 일상생활에서 충분히 실천할 수 있는 일이다. 무조건 균을 박멸하는 데 익숙한 현대인들에게 경종을 울리고 보다 건강한 삶을 위해서는, 내 몸에 살고 있는 이로운 공생균을 돌보는 것이 병에 걸린 후 약을 먹는 것보다 더 근본적인 처방이다.

특히 현대인의 영원한 숙제인 다이어트를 날씬한 사람에게 주로 공생하는 일명 '날씬균'으로 해결할 수 있다는 생각이 들었다. 내가 직접 시도해보고 10킬로그램 감량에 성공하자 이 놀라운 사실을 알리는 '공생균 약사'가 되어야겠다고 마음먹었다.

나와 함께 살아가는 미생물 100조 마리

우리 몸에 살고 있는 눈에 보이지 않는 작은 균이 무엇이길래 평생 직장인 약국을 접고 공생균에 미치게 되었을까? 지금부터 우리 몸에 살고 있는 미생물, 즉 눈에 보이지 않을 정도로 작은 공생균들에 대해 간단하게 알아보자.

독감이나 사스 같은 유행성 전염병이 돌거나 무더운 여름날 식중독에 관한 뉴스에서 언급되던 균, 즉 미생물이 우리의 삶, 특히 건강하고 아름다운 모습으로 생활하는 데 얼마나 중요한 존재인지부터 살펴보자.

미생물은 이 세상 어느 곳이든 존재한다. 동물, 식물, 토양, 바다,

심지어 길가에 차이는 돌멩이의 표면에도, 우리가 숨 쉬는 공기 중에도 미생물이 살고 있다. 그뿐 아니라 우리 몸속에도 아주 많은 미생물이 살고 있다. 눈, 코, 입, 목구멍, 호흡기, 소화기관, 내장, 생식기, 항문 그리고 전신 피부에 이르기까지 모든 곳에 미생물들이 기생하며 우리와 함께 살아가고 있다.

사람의 몸을 크게 안과 밖으로 나눈다면 마치 빨대와 같은 원통에 비유할 수 있다. 이 빨대의 겉면은 외부의 공기와 맞닿은 피부이고, 입부터 시작해서 위장, 소장, 결장을 거쳐 항문까지, 즉 외부의 음식물이 들어와 몸속을 지나 몸 밖으로 빠져나가는 통로를 빨대의 안쪽이라고 할 수 있다.

빨대의 안쪽 부분이 외부와 맞닿은 것처럼, 인체의 안쪽 장벽 또한 외부 세계와 맞닿아 있기 때문에 피부와 더불어 외부 물질들을 많이 접하는 장내에 미생물들이 집중적으로 서식하고 있다.

장 속에는 소화관 점막에서 면역체계를 담당하는 장관관련림프조직(GALT, Gut-Associated Lymphoid Tissue)이 있는데, 이것이 총 인체 면역계의 70퍼센트를 차지한다. 장이 우리 몸의 면역에 얼마나 중요한 기관인지를 알 수 있는 수치다. 단순히 음식물을 소화하고 흡수해서 내보내는 것이 아니라 면역을 담당하는 아주 중요한 신체기관이다. 그리고 면역세포의 활동을 도와주는 일꾼들이 바로 장 점막에 기생하는 미생물이다.

미생물은 육안으로 보이지 않을 정도로 작은 0.1밀리미리 이하의 생물을 뜻한다. 현미경으로 봐야 생김새와 존재를 파악할 수 있다. 조류, 세균류, 원생동물류, 사상균류, 효모류 등이 미생물에 속하며, 바이러스도 미생물이다. 우리가 흔히 세균이라고 부르는 박테리아가 대표적인 미생물이다.

사람은 약 10조 개의 세포로 이루어져 있다. 그런데 사람의 몸에 기생하는 미생물의 수는 무려 100조 마리나 된다. 이 정도면 과연 내 몸이 내 것인지, 아니면 나한테 기생하고 있는 미생물의 것인지 알 수 없다.

균이 내 몸을 뒤덮고 있다고 상상해보자. 사실 균은 우리 입에서 시작되어 항문으로 끝나는 몸속에 전체의 70퍼센트 정도 살고 있다. 바깥 피부에 기생하는 미생물보다 훨씬 더 많다. 당장 욕실로 달려가서 온몸을 씻어내고 양치질을 하고 싶을 수도 있다.

그런데 미생물들이 우리 몸에 기생하지 않으면 우리는 살아갈 수가 없다. 질병의 원인이 되는 병원균, 즉 나쁜 미생물도 있지만 우리가 생명을 영위해나가는 전반적인 인체 메커니즘에 반드시 필요한 미생물들이 있다.

소화를 도와주고, 나쁜 독소를 막아주는 것도 미생물이다. 또한 인체에 필수적인 영양분과 비타민, 신경전달물질들을 생산하고 이용할 수 있도록 도와준다. 면역력을 높여 건강을 지켜주고, 심지어 뇌 건강에도 중요한 영향을 미친다는 연구들이 쏟아져 나오고 있다.

균을 이용한 의약품

4차 산업혁명으로 인해 앞으로는 인공지능 로봇이 인간의 노동을 대신할 것으로 예상된다. 두말할 것도 없이 미래에 가장 유망한 분야는 인공지능을 가장 활발하게 이용하는 산업이다. 하지만 나는 '균'이야말로 앞으로 가장 유망한 산업 분야 중 하나라고 생각한다. 어떻게 균이 돈이 될 수 있다는 말인가?

일본은 누룩균의 일종인 '아스퍼질러스 오리제'라는 균을 국균(나라의 균)으로 삼고 산업화했다 산업 전반에서 활용한 결과, 이 균을 이용하여 창출한 부가가치가 일본 전체 자동차 산업의 가치를 넘어선 것으로 밝혀졌다. 눈에 보이지도 않는 미생물 하나가 한 나라의 자동차 산업이 창출하는 부가가치를 넘어섰다는 것은 실로 놀라운 일이다.

여러 종류의 유산균들을 조합해서 상품화해 엄청난 수익을 창출한 사례는 많다. VSL#3라는 유산균 제품을 들어본 적이 있을 것이다. 시중의 유산균들은 가격이 한 달 기준으로 싸게는 1만 원부터 시작되는데, VSL#3은 한 달 분량이 무려 15만 원에 달한다. 물론 균이 압도적으로 많이 들어 있지만, 그보다는 임상실험을 통해 효능을 입증받았기 때문이다. 유산균이라는 카테고리 내에서도 각각의 가치는 천차만별이다.

이미 균을 이용한 의약품들이 있고, 머지않아 더 다양한 의약품들이 쏟아져 나올 것이다. 신약이 엄청난 가치를 가진다는 것은 굳이 말할 필요도 없을 것이다.

균을 활용하여 먹거리를 만드는 것은 인류의 오랜 전통이기도 하다. 막걸리나 맥주 같은 술은 물론이고, 김치나 된장 같은 발효 저장식품에 이르기까지 균을 이용한 음식의 효능이 새롭게 부각되고 있다.

발효 요구르트와 발효 음료수 콤부차도 그 효능이 과학적으로 입증되면서 전 세계적으로 인기몰이를 하고 있다.

이 세상에는 셀 수 없이 많은 균들이 존재한다. 너무 많아서 그 이름을 다 밝힐 수도 없다. 미생물학자들은 새로운 균을 발견하면 이름을 부여하고 균 뱅크에 등록한다. 실제로 각 나라의 과학자들은 자기들만의 균을 확보하기 위해 지금 이 순간에도 연구에 매진하고 있다. 누가 먼저 유용한 균을 찾아서 자기들의 균으로 등록할 것인가? 균을 이용하여 엄청난 가치를 창출하면 개인을 넘어서서 한 나라가 부자가 될 수도 있기 때문에 보이지 않는 치열한 전쟁이 벌어지고 있다.

최근 들어 우리나라에서도 마이크로바이옴이라는 단어가 눈에 띄기 시작하였고, 대학원 과정이 개설되기도 했다. 유산균을 연구하는 회사들이 투자를 받는다는 뉴스가 나오는가 하면 상장된 기업도 있다. 많은 기업들이 계속해서 좋은 균을 보유하고 이를 산업화하기 위해 노력하고 있다.

이처럼 미생물을 자원화하면 엄청난 가치를 창출할 수 있기 때문에 앞으로도 미생물, 특히 사람의 몸속에 기생하는 마이크로바이옴 관련 업종이 유망하리라 예상된다.

장내 공생균이 체질을 결정한다

뚱뚱한 사람과 날씬한 사람의 장내 미생물은 다르다

미국 워싱턴 대학교의 제프리 고든 박사 팀은 세계적으로 유명한 미생물총(microbiota) 전문가 집단이다. 2006년 이 연구 팀은 비만이 장내 미생물과 관련이 있다는 논문을 학술지 《네이처(Nature)》에 발표하여 세계적인 주목을 받았다.

제프리 고든 박사 팀의 일원인 미생물학자 루스 레이는 뚱뚱한 동물과 날씬한 동물의 장내 미생물이 분명 다를 것이라는 가정하에 연구를 시작했다. 그는 포만감을 감지하는 렙틴이라는 수용체에 이상이 생겨 쉴 새 없이 먹이를 먹는 고도 비만인 쥐를 연구했는데, 이 쥐는 정상 쥐보다 3배 정도 뚱뚱한 몸집이었다.

뚱뚱한 쥐든 날씬한 쥐든 장내 미생물은 그 종류가 다양하게 분포되어 있는데, 특히 의간균(bacteroedetes)과 후벽균(firmicutes)이라는 두 그룹이 전체 장내 미생물의 90퍼센트를 차지하고 있다는 사실을 알아냈다.

그리고 비만 쥐와 마른 쥐의 장내 미생물을 비교해본 결과 후벽균은 두 쥐 모두 비슷한 수준이었지만, 의간균은 비만 쥐의 몸속에서 마른 쥐의 절반 정도밖에 관찰되지 않았다.

레이 박사는 의간균과 후벽균의 비율 차이가 비만과 관련이 있을 것이라고 생각하고 사람의 장에서도 비교해봤는데, 놀랍게도 쥐와 비슷한 결과가 나타났다. 뚱뚱한 사람의 장내에는 후벽균이 많이 살고, 날씬한 사람의 장에는 의간균이 더 많이 살고 있다는 사실이 밝혀진 것이다.

비만은 게으름 탓이 아닐 수도 있다

그렇다면 정말로 장내에 살고 있는 미생물들이 살찌게 하는 원인일까? 장내 미생물의 조성이 비만과 확실한 연관이 있는지 밝히기 위해 제프리 고든 박사 팀은 계속 연구를 했다.

태어날 때부터 아무런 균이 존재하지 않는 실험용 무균 생쥐들을 두 집단으로 나눠서 한 집단에는 비만 쥐의 장내 미생물을 주입하고, 다른 집단에는 마른 쥐의 장내 미생물을 주입했다.

똑같은 무게와 크기의 두 집단에게 동일한 먹이를 동일한 양만큼 주고 똑같은 환경에서 2주일 동안 키웠다. 그런데 2주일 뒤 놀라운 결과가 나타났다. 비만 쥐의 장내 미생물을 주입받은 쥐들이 훨씬 비대

하고 체지방도 많았으며, 마른 쥐의 미생물을 주입받은 쥐들은 정상적인 상태였던 것이다.

동일한 체격 조건을 가진 쥐들에게 똑같은 먹이를 똑같은 양으로 먹였는데, 쥐의 장 속에 살고 있는 미생물이 다르다는 이유 하나로 한 집단은 뚱뚱해지고 다른 집단은 날씬한 몸을 유지한 것이다.

'나는 물만 마셔도 살 쪄!', '난 아무리 많이 먹어도 살이 안 쪄!' 이런 말을 하는 사람들이 있다. 혹시 장내 공생균의 조성 때문은 아닐까?

쥐들의 실험에서 보았듯이 장 속에 의간균이 많으면 음식을 많이 먹어도 살이 찌지 않을 것이고, 후벽균이 많다면 적게 먹어도 살이 쉽게 찔 수 있을 것이다.

우리는 비만을 게으름 탓으로 돌리곤 한다. 먹은 만큼 움직이지 않아서 살이 찐다고 생각하는 것이다. 하지만 위의 실험을 보면 비만이 단지 과식이나 게으름, 운동 부족 탓은 아닐 수 있다는 생각이 든다.

날씬한 사람의 장내에 많이 살고 있는 의간균을 '날씬균', 그리고 뚱뚱한 사람의 장내에 많이 살고 있는 후벽균을 '뚱뚱균'이라고 부르겠다. 그리고 날씬균과 뚱뚱균에 대한 흥미로운 이야기를 지금부터 들려주고자 한다.

2장

우리가
뚱뚱해지는 이유

깨끗한 환경이 비만을 부른다

균들이 선호하는 로열층?

엄마의 자궁 속에 있을 때 태아는 무균 상태였다. 하지만 세상 밖으로 나오는 순간부터 미생물과의 공생이 시작된다.

미생물들에게 태아의 몸은 새 아파트와 같다. 수천여 종의 공생균들은 자기가 가장 선호하는 로열동, 로열층을 차지하기 위해 부지런히 움직여 자리를 잡는다. 축축한 곳을 좋아하는 균은 땀이 많은 겨드랑이나 사타구니에 자리를 잡고, 기름을 좋아하는 균은 피부의 모공으로 들어가 피지가 많은 곳에 자리를 잡는다. 산도가 높은 곳을 좋아하는 균은 엄청나게 강한 위산이 분비되는 위장에 자리를 잡기도 한다. 물론 대부분의 균들은 음식물을 쉽게 공급받을 수 있는 소화기관과 대장에 자리 잡는다.

이렇게 자신이 살기 좋은 몸의 구석구석에 자리 잡은 공생균은 영원히 그곳에서 살 수 있을까? 미생물의 입장에서는 새로 입주한 쾌적한 아파트에서 계속 살고 싶겠지만, 더 좋은 조건을 제시하는 균이 있으면 그 자리를 내주어야 한다.

한 사람의 몸에 공생할 수 있는 균을 무게로 측정하면 약 2킬로그램 내외다. 다시 말하면 거주할 수 있는 아파트의 수가 정해져 있다는 것이다. 아파트를 차지하지 못하면 떠나야 한다. 균들의 세상에는 약육강식의 논리가 지배한다. 힘이 더 세고 우세한 쪽이 집 한 칸을 차지한다. 특히 중간균이라는 정체성이 모호한 균들이 존재하는데, 이들은 힘이 더 센 편에 붙어 강자에게 힘을 보태준다.

균은 보통 건강에 유익한 균, 유해한 균, 그리고 세력이 더 큰 편에 붙는 중간균으로 나뉜다. 공생균 다이어트에서는 이들을 날씬균, 뚱뚱균, 중간균이라고 한다. 물론 날씬균은 유익균에 속하고, 뚱뚱균은 유해균에 속한다. 이 세 종류의 무리들은 2킬로그램이라는 한정된 무게 내에서 서로의 세를 확장하려고 노력한다. 날씬균이 많아지면 뚱뚱균은 줄어들고, 뚱뚱균이 많아지면 날씬균은 줄어든다. 잠시라도 방심하면 안락한 집에서 쫓겨나는 신세가 되기 때문에 다른 입주민에게 그 자리를 내주지 않으려고 열심히 노력한다.

균들은 장으로 들어오는 먹이를 부지런히 받아먹고, 살아남을 수 있는 환경을 만들기 위해 대사물을 열심히 생산해낸다. 자신의 먹이가 들어오지 않으면 약해지고 힘을 잃게 된다. 중간균들은 힘이 더 센 쪽에 붙을 것이고, 세력이 점점 약해지다가 계속해서 먹이를 먹지 못하면 굶어 죽을 수도 있다.

이런 원리에 따라 날씬한 몸을 유지하고 싶다면 날씬균들이 득세할 수 있도록 날씬균의 먹이를 넣어주어야 한다.

엄마에게 균을 받지 못한 아이

아기는 엄마의 산도를 빠져나오면서 엄마의 질과 항문에 있는 공생균들을 온몸으로, 그리고 코와 입으로 마구 흡입한다. 태어나 처음으로 맞이하는 균들인 것이다. 피부와 호흡기로 들어온 균들은 자리를 잡기 위해 분주하게 움직인다. 이런 균들은 태아의 장내에 탄탄하게 정착해서 면역 시스템을 관장하는 중요한 구성원으로 활동한다.

엄마의 모유에는 올리고당이라는 성분이 들어 있다. 이 올리고당은 사람이 소화하지 못하는 형태의 복합탄수화물이다. 성인도 소화하지 못하는 성분이 왜 소화기관도 약한 아기가 먹는 모유에 들어 있는 것일까? 이 올리고당은 엄마의 산도에서 흡입한 미생물, 특히 건강에 유익한 균의 먹이로 사용된다. 아기가 태어남과 동시에 그 몸속에 들어온 균이 굶어 죽지 않고 장내에서 잘 살아남아 정착할 수 있도록 엄마가 아기의 공생균에게 주는 선물인 것이다.

공생균에 관한 공부를 늦게 한 엄마 탓에 나의 아들은 제왕절개로 태어나 분유를 먹고 자랐다. 수술로 태어났으니 항생제에도 알게 모르게 얼마나 많이 노출되었을지 생각하면 아찔하기까지 하다. 세상에서 가장 사랑하는 아들의 공생균은 처음부터 너무 힘겹고 헐벗은 상태로 출발한 것이다.

아들의 몸속에 자리 잡은 공생균의 험난한 인생은 계속되었다. 약사라는 직업상 병원균의 정체를 너무나 잘 알고 있는 나는 위생을 강조하고 또 강조했다. 특히 약국에서 근무할 때 나 대신 아들을 돌봐주시는 분에게도 강조한 것이 첫째도 위생이요, 둘째도 위생이었다. 아이의 입에 닿을 수 있는 물건들은 항상 소독했고, 제균 스프레이를 장난감에 수시로 뿌렸다. 항균비누는 물론이고 항균 스프레이를 문손잡이에 매일 한 번씩 뿌리곤 했다. 지금 생각하니 도대체 무슨 짓을 했나 하는 생각마저 든다.

멸균 시대에 사라지는 미생물

이렇게 위생을 강조하는 엄마가 비단 나뿐일까? 모든 엄마는 태어난 아기가 건강하고 무탈하게 자라기만을 기도한다. 내가 할 수 있는 한 모든 해로운 것은 다 없애주고픈 마음이다. '세균', '박테리아'라는 단어를 듣고 가만히 있을 엄마는 없으리라.

그도 그럴 것이 '균'이라는 존재는 더럽고 불결할 뿐만 아니라 전염되고 확산되어서 주변을 병들게 한다는 인식이 있기 때문이다.

지금까지 미생물에 대한 연구는 사람에게 질병을 일으키는 해로운 박테리아, 즉 병원균을 중심으로 진행되어 왔다. 뇌수막염, 콜레라, 결핵 등 듣기만 해도 무서운 질병을 일으키는 매개체로서 수많은 사람들을 죽음에 이르게 한다.

'위생가설'은 런던 세인트조지 대학교의 질병역학 교수인 데이비드 스트라칸이 1989년에 제안한 이론이다. 이 가설은 산업이 발달한 나라일수록 알레르기나 아토피 같은 질병이 증가하는데, 그 원인이 너무 깨끗한 환경, 즉 지나치게 위생을 강조하여 균들을 박멸했기 때문이라는 것이다.

균을 없애면 질병이 없어져야 하는데 왜 도리어 질병이 생기는 것일까?

개발이 덜 된 나라의 생활환경을 떠올려보자. 때가 꼬질꼬질한 옷을 입고 지저분한 집 안에서 더러운 손으로 음식을 먹는다. 마시는 물에도, 먹는 손에도, 미생물들이 득실거린다. 이렇게 균이 우글거리는 환경에서 생활하면 몸의 인체 면역계는 외부에서 자꾸만 들어오는 해로운 미생물들, 즉 질병을 일으키는 병원균들을 처리하느라 아주 바쁘게 작동한다. 병원균에 대항하느라 잠시도 한눈팔 새가 없는 것이다.

선진국 국민들의 삶은 확연히 다르다. 멸균 처리된 식수, 멸균 가공된 음식을 항균비누로 씻은 손으로 먹고 늘 청결한 환경에서 생활한다. 선진국일수록 균에 대한 관리가 철저하고 그만큼 사람들이 균과 접할 기회가 줄어든다. 그렇게 되면 인체 면역계는 심심해진다. 처리할 병원균들이 도통 몸으로 들어오지 않으니 할 일이 없는 것이다. 급기야 인체 면역계는 없던 일까지 찾아서 하기 시작한다. 바쁘고 힘겹게 병원균에 대항하는 대신 외부에서 들어온 꽃가루나 글루텐 등의 물질에 반응하기 시작한다. 병원균을 감지하여 작동해야 하는 면역 시스템이 할 일이 없어지자, 예전이라면 그냥 지나쳤을, 크게 위험하지도 않은 물질들에게 과하게 반응하는 것이다. 이런 이유로 알레르기를 '과면역반응'이라고 부른다.

아들은 이를 증명이라도 하듯 여러 알레르기 증상을 가지고 있다. 계절이 바뀌면 코가 막히거나 콧물을 훌쩍이는 것은 다반사이고 해외 여행을 가서 낯선 열대과일을 먹고 입술이 퉁퉁 부어오를 때도 있었다. 오징어 먹물 스파게티를 먹고 피부가 뒤집어지는가 하면 특별한 일이 없을 때도 피부 알레르기를 일으킨다.

아이가 어릴 때 끝없는 알레르기의 원인을 알아내려고 각종 반응 검사를 했다. 지금은 그 원인이 장내 공생균의 불균형인 것을 알고 있지만, 불과 몇 년 전만 해도 원인을 몰라서 작고 여린 아이의 등에 수십 가지 종류의 알레르기 유발 물질을 바늘로 찔러댔다. 하지만 뾰족한 치료 방법도 없이 알레르기의 원인이 집먼지 진드기 등이라는 뻔한 결과만 듣고 허탈하게 집으로 돌아왔다.

그렇다면 과면역반응을 예방하고 치료하기 위해서는 더러운 환경에서 생활하고 치명적인 병원균에 노출되어야 하는 것일까? 물론 그렇지는 않다.

인류가 위생적인 생활환경을 위해 항균을 지나치게 강조하다 보니 해로운 균은 물론 이로운 균까지 포함해서 수많은 미생물들이 박멸되었고, 사람의 몸에 둥지를 틀고 사는 공생균의 수와 종류가 급격히 감소했다.

제왕절개로 태어나는 아이들이 늘고 있다. 나처럼 프리미엄 분유를 과신하여 모유 수유를 하지 않는 엄마도 많다. 그리고 지나치게 깨끗한 환경에서 나쁜 균이건 좋은 균이건 거의 노출되지 않고 자란다.

어른들이라고 다르지 않다. 멸균 처리된 물과 음료, 항균 처리된 식자재, 방부제가 들어 있는 가공식품, 화학세제로 세탁한 의류, 유독한 세제로 완벽하게 청소한 집에서 사는 현대인들의 몸에 살고 있는 공생균은 그야말로 '멸종 대상 생물'로 지정해야 할 위기에 놓였다. 먹고, 자고, 생활하는 모든 일들에서 항상 균을 죽이려고 노력하는 셈이다.

그리고 이것은 현재 전 세계 사람들이 마치 전염병처럼 계속 뚱뚱해지고 있는 것과 밀접한 관련이 있다.

항생제가 장내 미생물 균형을 깨뜨린다

항생제의 무차별 공격

성형외과와 피부과가 밀집된 강남 지역에서 10여 년간 약국을 운영할 때 수술을 전문으로 하는 병원들이 주변에 많아 우리 약국의 조제약 중 항생제가 가장 큰 비율을 차지했다.

항생제(anti-biotics)는 글자 그대로 균(biotics)에 반대(anti)한다, 즉 균을 죽인다는 뜻이다. 항생제 덕분에 수많은 인류가 질병으로부터 목숨을 건졌다. 항생제는 병원균의 감염으로부터 건강을 지키기 위해 반드시 필요한 의약품이다. 그런데 왜 이 항생제의 사용이 문제가 되는 것일까?

항생제는 균을 죽이는 범위가 넓어서 여러 종류의 균들을 한꺼번에 죽인다. 병원균뿐 아니라 몸에 이로운 균들까지 무차별 박살을 내는 것이다. 한번 항생제의 공격을 받은 장내 균들은 그 균형이 엉망진창이 된다. 그리고 몇몇 균들은 다시 있을 항생제의 공격에 대응하기 위해 유전자를 변형한다. 바로 이것이 가장 큰 문제이다. 항생제를 자주 복용하면 해로운 균들은 유전자를 변형하여 같은 항생제로는 죽지 않는 내성균이 되어 살아남고, 수많은 좋은 균들은 죽는 것이다.

약국을 운영할 때 자주 들었던 질문이 있다. "이건 어느 부위에 감염되었을 때 먹는 항생제예요?" 그때마다 나의 대답은 이랬다. "항생제는 눈 전용, 코 전용, 목 전용, 신체 부위별로 만들어진 약이 아니에요. 몸의 어느 부위든 염증을 일으킨 균을 모두 죽이는 약이에요."

항생제는 몸의 어느 부위에 맞춰 설계된 약이 아니다. 코의 축농증이든, 귀의 중이염이든 감염을 일으키는 균의 종류에 따라 사용하는 것이 아니다. 살균 범위가 상당히 넓어서 코로 가고, 귀로 가는 도중에 만나는 수많은 공생균들을 모조리 공격한다. 공격 대상을 가리지 않기 때문에 질병을 일으키는 균은 물론, 몸을 건강하게 지켜주는 이로운 공생균들도 무참히 죽여버린다. 항생제에 노출되면 장내 공생균의 균형은 무너지고, 한번 사라진 유익한 공생균을 회복하기 힘들다. 심지어 멸종되어 버리는 공생균도 있다.

이렇게 장의 공생균 균형이 깨져버리는 것도 문제지만, 더 큰 문제는 바로 내성균의 등장이다. 항생제를 계속 사용하다 보면, 그 어떤 항생제에도 끄떡하지 않는 슈퍼 내성균이 출현한다. 균들은 유전정보를 활발히 공유하기 때문에 내성균 주변의 다른 균들도 항생제에 대해 내성을 가지기 쉽다. 항생제 치료를 받을 때마다 이런 항생제 내성 유전자는 더 늘어나게 된다. 기존에 사용하던 항생제가 잘 듣지 않으면 새로운 계열의 항생제를 사용하게 되고, 이것이 또 다른 내성균을 만든다. 이런 일들이 반복되다 보면 그 어떤 항생제로도 죽일 수 없는 초강력 내성균이 생기고, 최근 이러한 슈퍼 내성균으로 목숨을 잃은 환자들도 있다.

항생제가 날씬균과 뚱뚱균의 균형을 무너뜨린다

그렇다면 항생제를 복용하지 않아야 할까? 항생제는 병원균에 감염된 내 몸을 살려줄 아주 중요한 의약품이다. 좋은 균까지 죽이고 슈퍼 내성균이 출현할 수도 있다고 해서 꼭 사용해야 할 때조차 항생제를 기피하는 우를 범해서는 안 된다. 의약품으로서 항생제보다 생활 속에서 나도 모르게 노출되는 항생제가 있다.

항생제의 내성 정도는 나라마다 다른데, 이것은 의약품 때문만이 아니다. 특히 식용으로 먹기 위해 도축한 동물에게서 나오는 항생제와 큰 관련이 있다. 그리고 이것이 비만과 매우 밀접한 관련이 있다.

학대라고 생각될 정도로 비좁은 공간에 동물들을 몰아넣고 키우는 축사의 환경상 당연히 균에 취약할 수밖에 없다. 전염병이라도 생기면 애써 키운 동물들을 몰살해야 하므로 축사에서 항생제를 사용하는 것은 공공연한 일이다. 아예 동물들의 사료에 항생제가 섞여 있기도 하다.

이렇게 항생제를 먹여 키운 동물들은 15퍼센트 정도 체중이 더 나간다. 병도 걸리지 않고 체중까지 더 나가니 식용 동물을 키우는 입장에서는 항생제를 사용하지 않을 수 없는 노릇이다. 그리고 항생제와 그 내성균주들의 집합소인 육류는 고스란히 우리의 입으로 들어온다.

그저 육류를 많이 먹어서 살이 찌는 것이 아니라 항생제에 노출된 육류를 섭취함으로써 장내의 날씬균과 뚱뚱균의 균형이 무너지고, 나아가 우리의 체중에도 영향을 미치는 것이다.

공생균에 관심을 갖게 된 뒤부터 닭고기나 돼지고기, 쇠고기를 살 때면 '무항생제'라는 단어를 꼭 확인한다. 고기를 구입할 때, 투플러스(++)(지방의 마블링이 좋은 비싼 고기)를 신경 쓸 것이 아니라, 무항생제, 청정 지역, 방목과 같은 단어가 적힌 고기를 선택해야 하다.

이것만 실천해도 날씬균 다이어트는 이미 시작된 것이다.

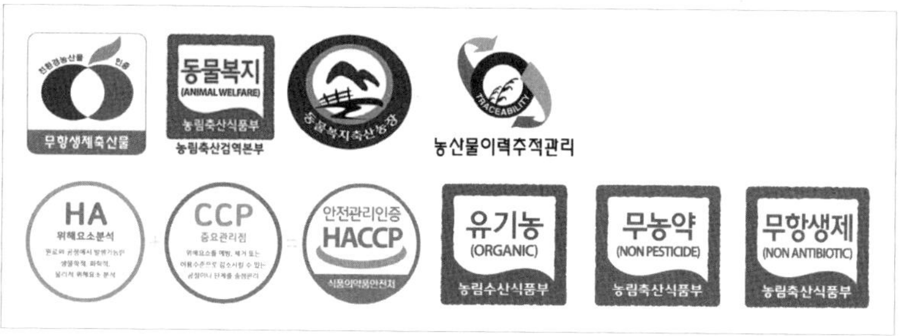

유기농 채소와 과일이 더 좋다는 것은 누구나 알고 있다. 하지만 유기농이라 하더라도 농약을 아예 사용하지 않는 것이 아니라 양을 제한하는 것이기 때문에 어차피 같다는 생각으로 좀 더 저렴한 과일과 채소를 선택하는 사람들이 많다.

과연 가격이 훨씬 더 비싸더라도 유기농 채소와 과일을 꼭 고집해야 하는 것일까? 공생균 약사로서 나의 대답은 '그렇다'이다. 내가 직접 키워서 먹을 수 없다면 반드시 유기농을 고집해야 한다.

토양과 흙바닥은 미생물들의 보고이다. 이로운 균들이 아주 많이 살고 있다. 아프리카 어느 나라에서는 흙으로 과자를 구워 먹기도 하고, 토양균을 가지고 프로바이오틱스를 생산하는 회사도 있다. 건강을 위해 시골에 내려가는 사람들도 흙을 밟고 흙과 함께 생활하고자 하는 것이다.

하지만 현대인들이 밟고 서 있는 오늘날의 흙은 각종 화학물질에 오염되어 있다. 비료, 제초제, 살충제들이 범벅이 되어서 잔디는 물론 잡초조차 잘 자라지 않는다. 이런 흙에서 자란 채소들을 제대로 씻지 않고 먹으면 화학물질들이 고스란히 우리 몸에 들어와 건강은 물론 장내 공생균까지 무차별적으로 공격한다.

멸균된 물, 살균 처리된 음식물, 항생제를 먹고 자란 육류, 그리고 살충제 범벅이 된 식자재를 먹을수록 우리 몸의 공생균들은 계속 멸종되어 간다. 우리는 이런 재료들로 만든 가공식품을 날마다 입에 달고 산다. 더구나 이런 가공식품에는 좋은 균, 즉 날씬균들의 먹이가 되는 식이섬유들이 거의 제로(0)에 가깝다. 우리의 장내에 날씬균이 자리 잡지 못한 것은 어쩌면 너무나 당연한 결과이다. 그로 인해 현대인들은 계속 체중이 늘어나고 있는 것이다.

채소 한 가지, 과일 한 가지, 고기 한 가지를 구입할 때도 항상 나와 공생균을 함께 떠올려야 한다. 그저 허기를 달래고 배를 채우는 음식들은 이제 사절해야 한다. 그 종류가 무엇이든 간에 칼로리가 낮은 음식을 먹으면 살이 빠질 것이라는 생각도 이제는 바꿔야 한다. 항생제를 비롯하여 방부제와 화학물질로 범벅이 된 음식물들을 받아먹고 멸종 위기에 처한 나의 공생균을 돌봐야 할 때다.

날씬해지고 싶다면 굶을 생각부터 할 것이 아니라 날씬균의 먹이를 섭취할 생각부터 해야 한다. 내 안의 날씬균이 살아나면 살은 저절로 빠진다.

내가 먹는 음식이 나의 공생균을 좌우한다

면역을 담당하는 우리의 장

"모든 질병은 장에서 시작된다." 현대 의학의 아버지 히포크라테스의 말이다. 우리에게 요거트 제품의 이름으로도 유명한 러시아의 생물학자 메치니코프도 "죽음은 장에서 시작된다"고 말했다. 질병과 죽음이 장에서 시작된다는 말은, 장이 인체의 전반적인 건강 상태를 좌우한다는 뜻이다. 우리 장내에 질병을 일으키는 나쁜 균보다 좋은 균이 더 많아야 건강할 수 있다는 이론을 제시한 것도 메치니코프다.

장에는 '장관관련림프조직'이라는 자체 면역계가 존재하며, 이것이 총 면역계의 70~80퍼센트를 차지한다. 왜 면역계의 대부분이 장 조직에 존재하는 것일까? 장이 외부 세계와 맞닿은 경계면이기 때문이다. 입에서 시작해 위장, 소장, 대장을 거쳐 항문으로 끝나는 소화기관은 점막 조직으로 이루어진 기다란 빨대와 같다. 음식을 비롯해 낯선 물질들이 수시로 들어오기 때문에 이물질을 감지하고 방어할 면역계가 특히 발달한 것이다.

우리 몸의 겉면을 둘러싸고 외부의 환경으로부터 보호하는 기관이 피부라면, 안쪽 면에 자리를 잡고 몸속으로 유입되는 낯선 물질들로부터 보호하는 기관이 바로 장인 것이다.

인체에는 사람의 세포 수보다 10배 더 많은 공생균이 산다. 특히 공생균의 대부분이 장내에 살고 있으며 각각의 균은 저마다 고유한 DNA를 가지고 있다. 이렇게 수많은 장내 공생균과 그 유전자 지문을 통틀어 마이크로바이옴(microbiome)이라고 한다. 이 마이크로바이옴은 인체에 적응하면서 인간과 상부상조하며 공생 관계를 유지하고 있다.

장은 인체 여러 기관의 면역계와 소통하면서 민감하게 반응한다. 이때 중요한 일을 담당하는 것이 바로 장에 살고 있는 공생균이다. 이들은 혹시라도 나쁜 물질이 나타나면 몸속의 다양한 면역계로 신호를 보낸다. 면역계가 제대로 작동하도록 감시하는 관리자인 것이다.

대표적인 나쁜 균인 병원균은 질병을 일으킨다고 알려져 있다. 하지만 병원균 자체가 특정한 질환을 일으키는 것은 아니다. 병원균이 장의 면역계와 상호작용을 하면서 염증을 일으키는 분자를 자극하고 독소를 내보내 인체에 스트레스를 주기 때문에 궁극적으로 면역력이 떨어지고 질병에 더 취약하게 만드는 것이다.

좋은 균은 이와 정반대의 작용을 한다. 좋은 균 역시 우리 몸의 면역계와 상호작용을 하는데 장내에 침입한 독소에 대항하는 방어벽 역할을 하고, 몸에 필요한 비타민 등을 합성하는 긍정적인 작용을 하여 자연스럽게 나쁜 균을 억제하는 역할을 한다.

후벽균 vs 의간균(뚱뚱균 vs 날씬균)

장내 공생균은 종류도 다양하고 역할도 제각기 다르다. 이 중 약 90퍼센트를 차지하는 가장 흔한 장내 공생균이 후벽균과 의간균이다.

후벽균 무리(후벽균 무리에 속하는 여러 종의 공생균들이 존재하지만 통칭해서 후벽균이라 하겠다)들은 탄수화물을 소화시키는 효소가 많아서 탄수화물 음식이 들어오면 더 많은 열량을 뽑어낸다. 또한 후벽균은 지방을 좋아할 뿐만 아니라 지방의 흡수를 늘리는 역할도 한다.

세계적인 미생물 전문가인 제프리 고든 박사 팀이 루스 레이는 비만한 사람과 날씬한 사람의 장내 공생균을 비교한 결과 비만한 사람의 장내에는 후벽균이 많고 날씬한 사람의 장내에는 의간균이 많다는 사실을 밝혀냈다. 그리고 후벽균이 많으면 비만, 당뇨, 심장 질환의 위험을 높이는 유전자가 자극된다는 것도 밝혀졌다.

스웨덴 예테보리 대학교의 한 미생물학 교수는 우리가 먹는 음식물로 흡수할 수 있는 열량은 장내에 사는 공생균이 그 음식을 분해할 수 있는지에 따라 결정된다고 말한다. 채식주의자들이 고기를 먹는다고 가정해보자. 이들에게는 고기를 소화하고 이용하는 공생균이 거의 없기 때문에 고기에서 뽑아낼 수 있는 열량이 일반 식습관을 가진 사람들보다 극히 적을 것이다. 마찬가지로 지방을 거의 먹지 않는 사람에게는 지방을 받아먹고 이를 이용하는 미생물이 거의 없기 때문에 가끔 튀김이나 도너츠를 먹더라도 많은 열량을 축적하지 않을 수 있다. 하지만 매번 기름진 음식을 먹는 사람의 몸에는 이를 이용하는 공생균들이 많이 살고 있기 때문에 지방이 들어오면 재빨리 받아먹고 대사시켜서 훨씬 더 많은 열량을 뽑아내어 우리 몸으로 흡수시킬 것이다. 똑같이 프라이드 치킨을 먹는데 누구는 지방을 쫙쫙 빨아들여서 살이 찌고, 누구는 지방을 거의 흡수하지 못해 살이 안 찌는 결과가 나타날 수 있다.

온갖 당으로 범벅이 된 음식을 즐기고 가공식품을 주로 먹는 현대인의 장에는 이 후벽균(뚱뚱균)이 월등하게 많이 분포되어 있다. 후벽균이 좋아하는 먹이인 탄수화물과 육가공품이 자꾸 더 당기는 것은 나와 함께 살고 있는 후벽균이 자기에게 먹이를 달라고 우리의 입맛을 조정하기 때문이다. 후벽균은 이런 음식들을 받아먹고 분해하여 지방을 더 많이 흡수시키고 우리 몸은 점점 뚱뚱해진다. 이런 음식들을 계속 먹으면 후벽균은 그 세를 확장하고, 반대로 의간균은 점점 힘을 잃고 소멸하여 장내 공생균의 비율이 나쁜 방향으로 변하게 된다.

식이섬유가 풍부한 채소를 주로 먹는 사람은 물론 외형적으로도 날씬하고 맑은 피부를 가지고 있다. 그리고 장내에 의간균(날씬균)의 비율이 훨씬 더 높다. 의간균은 채소에 들어 있는 부피가 큰 탄수화물인 식이섬유를 받아먹고 분해하여 인체가 이를 에너지로 사용할 수 있도록 한다. 신선한 채소와 과일을 멀리하고 인스턴트 음식과 육가공 식품을 자주 먹는 현대인의 장내에서는 의간균이 먹이를 찾지 못해 살아갈 수가 없는 것이다.

내 안의 공생균이 음식의 칼로리를 결정한다

음식과 장내 공생균의 관계

정말로 어떤 음식을 먹느냐에 따라 내 안에 살고 있는 공생균의 종류가 달라질 수 있는 것일까?

이탈리아의 과학자들은 아프리카에 있는 부르키나파소의 시골 마을 불폰 지방에 사는 어린이들과 이탈리아 피렌체에 사는 어린이들을 대상으로 비교 연구를 했다. 두 지역 어린이들의 식습관이 장내 공생균에게 미치는 영향을 알아보기 위한 것이었다.

불폰에 사는 어린이들은 수수와 조, 콩을 갈아 만든 죽과 밭에서 기른 채소를 먹고 가끔 닭을 잡아먹었다. 피렌체의 어린이들은 피자, 파스타, 고기, 치즈, 아이스크림, 청량음료, 과자 등을 주로 먹었다.

연구 결과 두 집단의 어린이들은 장 속에 완전히 다른 종류의 공생균총을 가지고 있었다. 이탈리아 어린이들은 주로 후벽균 무리를 가지고 있었고, 불폰 아이들의 장에는 의간균 무리들이 훨씬 더 많이 살고 있었다. 특이한 점은 불폰 아이들의 장내 공생균의 절반 이상이 프레보텔라속(prevotella屬)에 속했고, 나머지 절반 정도는 자일라니박터속(xylanibacter)에 속한다는 것이었다. 반면 이탈리아 어린이들의 장내에는 2가지 공생균이 전혀 존재하지 않았다.

아프리카 아이들과 이탈리아 아이들의 식단에서 볼 수 있는 가장 큰 차이는 무엇일까? 어떤 영양소가 장내 공생균의 종류를 이리도 다르게 만든 것일까? 연구 결과 지방이나 탄수화물보다 더 확실한 차이점은 바로 섬유질이었다. 불폰 아이들은 피렌체 아이들보다 3배나 많은 섬유질을 섭취하고 있었다. 그리고 불폰 아이들의 장내 공생균의 70퍼센트 이상을 차지하고 있는 프레보텔라와 자일라니박터 공생균은, 식물의 세포벽을 형성하는 자일란과 셀룰로스를 분해하는 효소를 가지고 있었다. 통곡물과 콩, 채소를 주로 먹는 불폰 아이들에게 압도적으로 많은 2가지 공생균이 피렌체 어린이의 장에서는 아예 보이지도 않았다. 왜냐하면 이 균들이 받아먹는 식물성 먹이가 턱없이 부족했기 때문이다.

비만의 범인은 무너진 공생균 균형

탄수화물과 당을 지나치게 많이 섭취한 결과 혈당이 치솟고 인슐린 수치가 높아진다. 그런데 이 혈당 수치를 조절하는 데도 장내 공생균이 도움을 준다는 연구 결과가 있다.

2014년 하버드 대학교에서 열린 미생물균 심포지엄에서 비만과 제2형 당뇨병에 관한 연구 발표를 했다. 그에 따르면 장내 공생균을 이식하는 방법으로 제2형 당뇨병 환자의 심각한 혈당 불균형이 개선되었다고 한다.

우리가 뚱뚱해지거나 당뇨병에 걸리는 것은 탄수화물, 정제당, 가공식품을 지나치게 많이 먹고 운동을 하지 않은 탓이라고 생각한다. 그런데 위의 연구에서 알 수 있듯이 단순히 탄수화물의 과다 섭취와 운동 부족 때문만은 아니다. 서구화된 식생활로 인해 장내 공생균의 균형이 무너지고, 장내에 의간균(날씬균)보다 후벽균(뚱뚱균)이 훨씬 더 많이 살게 되면서 인류는 점점 더 뚱뚱해지고 당뇨와 같은 만성질환에 노출되는 것이다.

장내 공생균은 단순히 음식물의 소화와 분해에만 관여하는 것이 아니라 인체의 여러 대사에도 관여한다. 인체가 지방을 저장하는 비율에 영향을 주고, 혈액 내 포도당 수치에 관여하며, 허기와 포만감을 느끼게 하는 렙틴 호르몬에도 작용한다. 장내 공생균이야말로 체중에 직접적으로 영향을 미치는 다이어트의 핵심 요소인 것이다.

많은 사람들의 머릿속에 '섭취한 열량 - 소비한 열량 = 축적되는 열량'이라는 다이어트 공식이 박혀 있다. 따라서 적은 열량을 섭취하고 많은 열량을 소비하는 방법으로 다이어트를 한다. 하지만 우리는 이제 다이어트가 단순히 열량 게임이 아니라는 것을 알았다. 나에게 후벽균(뚱뚱균)이 많으면 감자튀김은 500칼로리가 될 수도 있고, 나에게 의간균(날씬균)이 많으면 같은 양의 감자튀김이 200칼로리가 될 수도 있다. 같은 음식을 먹더라도 공생균의 종류에 따라 음식에서 열량을 더 많이 빼내 몸속으로 저장할 것인지, 아니면 흘려보낼 것인지 정해지는 것이다.

장내에 뚱뚱균을 많이 키울 것인지, 날씬균을 더 많이 키울 것인지는 내가 먹는 음식에 달려 있다. 날씬균의 먹이인 식이섬유가 풍부하고 정제당 함량이 낮은 음식을 주로 먹으면 날씬균이 활발해져서 우리의 장벽을 보호하고, 혈당이 조절되며, 체내의 염증도 줄고, 몸은 점점 날씬해질 것이다. 날씬균이 우세하게 자리 잡으면 기름기와 당이 많은 뚱뚱균의 먹이를 가끔 먹더라도 이를 이용할 뚱뚱균이 없기 때문에 훨씬 더 적은 열량만 흡수될 것이다.

이제 내 몸이 건강하게 날씬해질 수 있느냐는 나의 장에서 뚱뚱균을 줄이고 날씬균을 늘릴 수 있느냐의 문제이다. 그리고 뚱뚱균을 줄이고 날씬균을 늘리는 다이어트 방법이 바로 '날씬균 다이어트'다.

내가 좋아하는 음식은 뚱뚱균의 먹이였다

나는 맛있는 음식을 참 좋아한다. 주말에도 외식을 즐기고 핸드폰으로 가장 많이 검색하는 단어가 맛집이다. 요리를 하거나 맛집을 찾아다니는 텔레비전 프로그램을 보고 가족과 함께 방문하는 것이 일상의 낙이었다.

이렇게 맛있는 음식에 중점을 두는 이유 중 하나는 보상심리 때문이다. 그도 그럴 것이 약국에서 일주일을 꼬박 갇혀 있다시피 하고, 근무 중에는 식사 시간이 따로 없어 대충 끼니만 때우는 식이었기 때문이다. 고객들을 상담하고 약을 조제해야 하니 간편하고 빨리 배만 채우는 식습관이 근 10년 동안 몸에 배어 있었다.

샌드위치, 햄버거, 빵, 제육덮밥이나 비빔밥처럼 반찬 없이 숟가락 하나만으로 먹을 수 있는 음식, 물만 부으면 먹을 수 있는 컵라면이 주

식이었다. 그리고 간식으로는 단시간에 기분을 좋게 해주고 피곤을 물리치는 당 범벅의 커피와 케이크를 주로 먹었다. 그러다 보니 약국에서 벗어나는 토요일 저녁부터 일요일 저녁까지는 제대로 된 음식을 먹어야 한다는 생각에 사로잡혔다.

주말에는 주로 고기를 굽거나 분위기 좋은 레스토랑에서 스파게티를 먹는다든지 자극적인 음식을 찾아 다니곤 했다. 날씬균이 먹고 살 만한 먹이는 거의 없다시피 한 이런 식단을 10년 동안 유지해온 것이다.

돌이켜보면 이런 음식들을 주로 먹고 지내왔는데도 이 정도 건강을 유지하면서 살이 찌지 않은 것만도 다행이라는 생각마저 든다. 특히 뚱뚱균의 먹이이자 현대인의 혈당 수치를 높여주는 당 범벅의 가공식품을 줄기차게 먹어왔다는 사실에 나의 장 속에서 소외감을 느꼈을 날씬균에게 미안한 마음까지 든다.

날씬한 몸과 깨끗한 피부를 원하는 현대인들, 더불어 건강한 삶까지 향유하고 싶은 현대인들은 식이섬유와 발효 식품, 즉 유익균과 날씬균의 먹이를 주식으로 삼시 세끼를 먹는 것이 10가지 영양제를 챙겨 먹는 것보다 훨씬 낫다. 나는 날씬균 다이어트 식단으로 주식의 종류를 바꾸고 나서 살만 빠진 것이 아니라 피부도 깨끗해지고 피곤함도 줄어들었다.

3개월 동안 굶지도 않고 변비도 없이 건강하게 살을 뺀 '날씬균 다이어트'는 나의 장 속에 살고 있는 날씬균에게 먹이를 주어서 키우고 비율을 늘리는 한편, 뚱뚱균의 먹이를 제한하고 비율을 줄이는 것이다. 내 입맛에 맞는 음식이 아닌, 내 장 속에서 살아가는 균들의 입맛에 맞는 먹이를 중심으로 식단을 바꾸어서 내 공생균의 비율을 날씬균이 우세한 쪽으로 변화시키는 다이어트 방법이다. 날씬균의 비율만 우세해지면 날씬균이 알아서 살을 빼준다.

그러기 위해서는 날씬균이 좋아하고, 날씬균이 받아먹는 먹이를 주로 먹어야 한다. 그렇다면 이미 나의 장 속에 뿌리 깊게 자리 잡은 뚱뚱균을 줄이기 위해서는 무엇을 먹어야 할까?

당분이 주인공인 식단은 뚱뚱균의 먹이

흔히 다이어트를 한다고 하면 우선 끼니를 거르거나 양을 줄여서 칼로리를 제한하는 방법을 가장 먼저 떠올린다. 물론 틀린 말은 아니다. 하지만 영양소의 종류에 상관없이 양만 줄이는 칼로리 제한보다는 뚱뚱균의 먹이가 되는 당질을 제한하는 것이 근본적이고 건강한 다이어트의 핵심이다. 날씬균의 먹이인 식이섬유는 양과 칼로리에 신경 쓸 필요 없이 듬뿍듬뿍 먹어도 된다. 하지만 뚱뚱균이 넙죽넙죽 받아먹는 당류나 육가공품은 되도록 먹지 않아야 한다.

날씬해진 내 모습을 보고 주변 사람들이 비법을 알려달라고 한다. 우선 지금 먹고 있는 뚱뚱균의 먹이를 끊어야 하는데 대표적인 음식이 흰 쌀밥과 빵이다. 그렇게 말했을 때 10명 중 9명은 "난 밥을 안 먹으면 쓰러져"라고 말한다. 빵을 너무 사랑해서 빵 없이는 못 살기 때문에 탄수화물을 줄이는 것은 불가능하다는 사람들도 절반이 넘는다. 국수나 면을 줄여야 한다면 다이어트를 하지 않겠다는 사람들도 있다.

단기간에 체중만 줄이는 다이어트가 목적이라면 굳이 사랑하는 탄수화물을 줄이지 않고도 방법은 있을 것이다. 하지만 건강한 다이어트를 원한다면, 뚱뚱균을 몰아내는 다이어트를 원한다면, 나의 장 속에 건강하고 유익한 날씬균이 그득하기를 원한다면, 더 나아가 나의 피를 맑게 하고 싶다면, '당질 섭취'에 대해 명확하게 짚고 넘어가야 한다.

한국 사람은 흔히 밥심으로 산다는 말이 있다. 나도 날씬균 다이어트를 하기 전까지는 적어도 하루에 한 끼 정도는 반드시 밥을 먹어야 한다고 생각했다. 하지만 날씬균 다이어트를 시작하고 나의 식단을 살펴보니 너무나도 많은 당분에 둘러싸여 있었다. 어느 한 음식도 당분을 피할 수 없었다. 심지어 날씬균의 먹이인 식이섬유도 영양소로 따지면 탄수화물이다.

아침 : 빵, 카페라테

점심 : 제육덮밥

오후 간식 : 아메리카노, 케이크

저녁 : 김치찌개 또는 된장찌개, 흰 쌀밥

약국을 운영하는 10여 년간 즐겨 먹던 하루 식단이다. 누구나 먹는 평범한 식단으로 보인다. 빵은 아침에만 먹고, 두 끼는 밥을 먹었으니 언뜻 보면 건강한 식단이라고 생각할 수 있다. 일반적으로 빵보다는 밥을 먹는 것이 건강에 좋다고 생각하니 말이다.

하지만 이런 식사를 하면서 내 몸이 나빠지고 있다는 것을 느꼈고,

건강을 위해 먹는 보조제는 나날이 늘어만 갔다. 몸에 필요한 비타민이나 미네랄은 보조제로 채우고, 좋은 지방도 오메가-3로 공급하면서 어떻게든 건강을 유지해보고자 노력했다.

크게 나빠 보이지 않는 식단의 문제는 무엇일까? 내가 내린 결론은 바로 '과다한 당분'이다. 단 한 번의 끼니에도 당분이 들어가지 않는 것이 없고, 항상 당분이 주인공인 식단이다.

사탕이나 단것을 좋아하지 않는데도 뚱뚱하거나 건강이 좋지 않은 사람들도 많다. 우리가 유의해야 할 당은 설탕뿐 아니라, 밥, 빵, 면, 심지어 과일에도 들어 있는 당이다.

뚱뚱균의 대표적인 먹이인 육가공식품 햄, 소시지, 베이컨에도 설탕, 물엿, 포도당, 과당 등이 첨가된다. 생선으로 만드는 어묵에도 전분이나 설탕이 들어간다. 비타민이 풍부하고 건강에 좋다며 챙겨 먹는 과일에도 엄청난 당분이 들어 있고, 심지어 채소도 탄수화물에 속한다. 우리는 알게 모르게 수많은 당분을 섭취하고 있다.

쌀밥을 먹지 않아도 에너지가 부족할 일은 없다

에너지 소비량이 아주 많은 운동선수들도 하루 동안 섭취한 포도당을 완전히 소비하지 못한다는 이야기가 있다. 하물며 운동을 거의 하지 않는 현대인들은 엄청나게 섭취한 당분들을 어떻게 처리하고 있는 것일까?

나의 몸속에서 에너지로 사용되지 못한 포도당은 어떻게 되는 것일까? 간에서 중성지방으로 변한 후 피하지방, 내장지방, 근육 내 지방으로 축적된다. 현대인들이 끔찍이도 두려워하는 지방의 근원이 과연 기름기 많은 음식일까? 몸속에 축적되는 지방은 결코 지방분의 과다 섭취 때문만이 아니다. 한국인의 식단을 살펴보면 탄수화물이 주 범인 경우가 더 많다. 과다하게 섭취하여 미처 다 소모하지 못하고 몸속에 남은 탄수화물 때문이라는 것이다.

생명을 유지하고 에너지를 얻는 데 필수적인 요소가 탄수화물이다. 그래서 탄수화물을 제한하는 것은 몸을 망가뜨리는 위험한 일이라고 생각하는 사람들이 많다.

날씬균 다이어트에서 제한하라고 권하는 탄수화물은 단당류나 설탕 같은 이당류, 흰 쌀밥이나 밀가루 등 혈당을 급격하게 높이는 부류를 말한다.

날씬균의 먹이가 되는 식이섬유의 보고인 채소가 다름 아닌 탄수화물이다. 그리고 날씬균 다이어트는 이러한 채소, 즉 날씬균의 먹이가 되는 식이섬유가 풍부한 채소를 매끼 챙겨 먹는 방법이다. 이것만으로도 에너지를 얻는 데 필요한 탄수화물은 충분히 얻고도 남는다.

특히 우리 몸은 에너지가 부족하면 비축된 에너지를 꺼내 사용한다. 우리가 쌀밥이나 빵, 국수를 먹지 않는다고 해서 활동에 필요한 에너지가 부족해질 일은 절대 없다.

한창 두뇌를 사용하는 학생들은 다르지 않느냐고 묻기도 한다. 뇌의 유일한 에너지원이 당이라고 생각하기 때문이다. 뇌의 에너지원으로 당이 사용되는 것은 맞지만, 엄밀히 말하면 포도당이다. 간에서 포도당으로 변해야 뇌의 에너지원으로 사용될 수 있다. 특히 뇌에서 원하는 포도당은 외부에서 주입하지 않아도 몸속에서 충분히 만들어낼 수 있다. 필요할 때마다 간과 근육에 저장해놓은 당류의 일종인 글리코겐이나 아미노산, 지방산으로 포도당 합성을 하는 것이다. 말하자면 뇌를 위해 굳이 당을 섭취할 필요가 없다는 뜻이다.

거짓 식욕에 주의하라

게다가 탄수화물을 즐겨 먹는 식단보다 더 심각한 것은 먹고 싶을 때마다 시도 때도 없이 먹는 것이다. 출출하거나 배가 고프면 당연히 무언가를 먹는다. 배가 고프다는 신호가 오면 허기를 느낀다. 식사를 했으니 이것이 '거짓 식욕'이라는 것을 알아차려야 하는데 오히려 이런 허기가 느껴지면 마음이 급해지면서 아주 달거나 짜고 기름진 메뉴들을 갈망하게 된다. 이것은 어쩌면 자연스러운 본능이다. 우리 몸은 비축하고 있는 에너지인 체지방을 소비하지 않으려고 이러한 신호를 보내는 것이다. 이런 신호를 받았을 때 우리가 어떻게 대처하는가에 따라 다이어트의 성공 여부가 달라진다. 그리고 다이어트 성공의 속도도 여기에 달려 있다.

우리 몸은 과다하게 섭취되어 지방의 형태로 비축된 탄수화물을 에너지원으로 사용하려고 하지만 쓰다 남은 당분들은 결국 체지방으로 저장된다. 출출함을 느낄 때가 바로 저장된 체지방을 소비할 기회이다. 물이나 따뜻한 차 한잔을 마시면서 가벼운 스트레칭으로 허기를 날려 보내면 비로소 저장된 체지방이 분해되어 살이 빠진다. 하지만 조금 헛헛하고, 출출하고, 피곤하고, 왠지 기운이 떨어진다고 느껴질 때마다 즉각 기분도 좋아지고 에너지도 얻을 수 있는 당 범벅 간식들을 섭취하면 우리 몸은 비축해놓은 지방을 꺼내서 사용할 수 없고 다이어트는커녕 건강마저 위협을 받는다. 달콤하고 기름진 간식들을 쉴 새 없이 공급한 결과, 몸은 비축된 체지방을 사용할 기회를 잃는다. 저장고는 늘 채워져 있고 심지어 늘어만 가는 것이다.

다이어트를 했는데 피부에 윤기가 돈다고?

이렇게 당을 과다하게 섭취하면 체중만 늘어나는 것이 아니다. 결국 대사증후군이라는 피할 수 없는 현실과 마주하게 된다. 대표적인 것이 현대인들을 가장 크게 위협하는 당뇨병이다. 당질이 많아지면 인슐린이 과다하게 분비되고, 계속해서 과도한 당질이 공급되면 인슐린의 효과가 떨어져서 혈당을 제대로 조절할 수 없다. 그렇게 되면 몸은 혈당을 정상으로 유지하려고 더 많은 인슐린을 분비하고, 급기야 고인슐린혈증 상태가 되어 더 많은 합병증을 일으킨다. 고인슐린혈증은 신장의 기능을 떨어뜨리고 고혈압과 통풍을 일으킬 수도 있다. 게다가 아토피성 피부염과 갱년기 증상도 과도한 당의 섭취와 연관이 크다는 사실이 잘 알려져 있다.

날씬균 다이어트에 성공하고 가장 많이 받는 질문 중에 하나는 중년의 나이에 살을 뺐는데 어떻게 피부가 더 좋아졌느냐는 것이었다. 마흔이 넘어서 다이어트를 하면 얼굴에 윤기가 사라지는 것은 물론 온몸이 푸석하고 머리카락까지 빠진다고 한다. 그렇다면 살이 빠지기 전에는 피부에 윤기가 돌았는가? 나는 그것부터 묻는다.

사실 피부의 윤기나 건강미는 체중이나 얼굴살의 문제가 아니다. 인스턴트 식품과 가공식품을 많이 먹으면 건강과 미용에 좋지 않다는 것은 상식이다. 그런데 당질이 노화의 주범이라는 사실은 잘 알려지지 않았다.

최종당화산물(AGEs, Advanced Glycation Endproducts)이라는 것이 있다. 단백질과 당을 가열하면 생성되는 물질인데 밀가루(당)에 우유와 달걀(단백질)을 넣고 가열하여 만드는 빵에 많이 들어 있다. 최종당화산물은 우리 몸에서 활성산소를 생산하여 노화를 촉진한다. 또한 콜라겐의 탄력을 떨어뜨리기 때문에 당이 많이 든 음식을 좋아하는 사람들의 피부는 거칠고 탄력이 떨어질 수밖에 없다. 피부의 윤기는 체중이나 지방과는 무관하다. 날씬균 다이어트를 하고 나서 피부가 더 좋아지고 탄력이 생기고 젊어 보이는 것은 노화의 주범이자 뚱뚱균의 먹이인 당분을 줄였기 때문이다.

한국인은 밥심으로 산다며 무심결에 탄수화물을 과다 섭취하고 있는 것은 아닐까? 피로와 스트레스를 풀어준다는 명목으로 당분 폭탄인 간식을 즐기고 있지는 않은가? 그렇지 않아도 다 소비하지 못하고 체지방으로 비축되어 있는 에너지원을 사용할 틈조차 주지 않고, 살짝만 공복감이 들어도 또다시 탄수화물을 공급하고 있지 않은가?

하루 동안 내가 먹는 식단을 한번 살펴볼 필요가 있다.

날씬균이 좋아하는 음식으로 식단을 바꿔라

달라진 식습관, 달라진 장내 공생균

한 사람의 몸에 기생하는 공생균은 약 100조 마리다. 공생균은 인류가 수렵생활에서 농경사회, 그리고 산업사회로 발전해오는 동안 끊임없이 우리 몸에 적응하면서 살아왔다. 공생균은 어떤 사람의 몸에 기생하느냐에 따라 받아먹을 수 있는 먹이와 살 수 있는 환경(사람의 장속)이 결정된다. 급격한 환경의 변화에 맞춰 사람들의 생활방식이 달라짐에 따라 공생균들도 큰 변화를 겪었고, 그 과정에서 몇몇 균주들은 아예 멸종의 길을 걷기도 했다.

현대인은 조상들에 비해 훨씬 적은 종류와 양의 공생균을 가지고 있다. 심지어 배변의 양 또한 엄청나게 줄어들었다고 한다. 장내 미생물의 구성이 왜 이렇게 변화한 것일까?

첫째, 음식을 통해 들어오는 균의 절대적인 수가 줄어들었다. 우리는 균을 철저하게 관리하면서 생산한 식품을 주로 먹는다. 아무 생각 없이 집어 드는 가공식품에는 식품의 신선도를 유지하기 위한(균이 번식하는 것을 막기 위한) 각종 방부제와 보존제를 첨가한다. 멸균된 물을 마시고, 채소를 키우는 흙도 살충제를 비롯한 화학물질로 뒤덮여 있다. 균이 생존할 수 있는 환경이 현저히 줄어든 것이다.

물론 질병을 일으키는 균을 차단하기 위한 것이지만 화학물질들은 유해균이나 유익균을 구분하지 않고 무차별적으로 모조리 살균하기 때문에 결과적으로 균에 노출될 기회가 줄어든 것이다.

둘째, 섭취하는 식이섬유의 양이 줄었다. 조금 부족한 정도가 아니라 과거에 비해 무려 10배나 감소했다. 현대인들이 가공식품을 즐겨 먹고 육식을 사랑해 마지않는 바람에 식이섬유를 먹고사는 날씬균은 굶어서 멸종 위기에 처한 것이다.

멸종 위기의 날씬균을 되살리는 방법은 의외로 간단하다. 날씬균에게 먹이를 주고 살아갈 수 있는 환경을 제공하면 된다. 항생제나 항균 제품의 사용을 되도록 줄이고, 날씬균의 먹이인 식이섬유를 많이 먹고, 다양한 균들이 살아갈 수 있는 환경을 조성하기 위해서는 발효 음식을 가까이해야 한다.

2007년 미국 워싱턴 대학교의 제프리 고든 박사 팀이 발표한 자료에 따르면, 비만한 사람의 장에는 후벽균(firmicutes)이 압도적으로 많고, 날씬한 사람의 장에는 의간균(bacteroidetes)이 압도적으로 많다. 비만한 사람과 날씬한 사람은 좋아하는 음식이나 겉모습만 다른 것이 아니라 몸속의 공생균도 다르다. 이것은 내가 무엇을 먹느냐에 따라 나의 장속에 어떤 종류의 공생균이 살지 결정된다는 뜻이다.

날씬균의 먹이가 되는 좋은 탄수화물 구별법

그렇다면 날씬균을 키우는 데 식이섬유가 왜 중요할까? 장에 살고 있는 날씬균은 복합탄수화물을 먹고 산다. 복합탄수화물은 설탕 같은 단순탄수화물과는 달리 식이섬유를 함유하고 있다. 특히 장내 미생물의 먹이가 되는 탄수화물을 미생물의 접근이 가능한 탄수화물이라는 뜻으로 MAC(Microbiota-Accessible Carbohydrates)라고도 한다.

탄수화물은 당 지수를 높이고 살을 찌우는 1등 공신이라는데, 날씬균의 먹이인 MAC도 탄수화물이라는 말인가? 도대체 어떤 것이 피해야 할 단순탄수화물이고, 어떤 것이 적극 먹어야 하는 MAC-복합탄수화물인가? 탄수화물에 대해 잠시 짚고 넘어가 보자.

날씬균 다이어트에서는 탄수화물을 크게 3가지로 나눈다.

첫째, 사람이 직접 소화시켜 흡수하는 탄수화물—날씬균은 아예 먹지 않는다.

둘째, 날씬균이 소화시켜 흡수하는 탄수화물—사람은 직접 소화시켜 흡수할 수 없다.

셋째, 소화되지 않고 배설되는 탄수화물—사람도, 균도 아무도 소화시키지 않는다.

하나의 당 분자로 이루어진 탄수화물을 단당류라고 한다. 우리가 흔히 당이라고 부르는 포도당(글루코스), 과당(프록토스)이 바로 단당류이다.

2개의 당 분자로 이루어진 탄수화물을 이당류라고 하는데 락토스와 수크로스가 해당한다. 설탕이 바로 수크로스다.

단당류나 이당류 같은 단순탄수화물(엄밀히 말하면 이당류부터 복합탄수화물이지만)은 사람의 소장에서 직접 흡수된다. 균이 많이 살고 있는 대장까지 내려가지도 못하는 것이다.

단당이 3개 이상 연결되는 다당류가 복합탄수화물로 분류된다. 일반적으로 복합탄수화물은 단당류가 아니므로 우리 몸이 바로 흡수하지 못할 것이라고 생각하는데, 바로 이것이 함정이다. 복합탄수화물인데도 단당류나 이당류처럼 몸에서 바로 흡수되는 탄수화물들이 있다. 우리는 이들을 구분해야 한다. 대표적으로 도정된 밀가루가 여기에 속한다.

전분이라고 불리는 복합탄수화물은 흰 밀가루뿐만 아니라 도정한 흰 쌀, 감자의 주성분이기도 하다. 전분은 몸속으로 들어가서 대장에 도달하기도 전에 단당류인 글루코스 형태로 분해되어 흡수되기 때문에 우리 몸에서 받아들이는 것은 단당류나 마찬가지다. 전분 같은 복합탄수화물에 속으면 안 된다. 전분은 원래 출신은 복합탄수화물이지만 우리 몸에 들어오는 순간 단순탄수화물로 신분을 세탁하는 것이다.

MAC-복합탄수화물

요즘은 초등학생들도 과자를 살 때 뒷면에 표기된 영양성분표를 확인한다. 학교에서 이러한 교육을 하는 것 같다. 영양성분표에서 단당류나 이당류 같은 단순탄수화물은 당이라고 표기되지만 전분은 당으로 표기되지 않는다. 몸에 들어와서 단당류로 변하여 똑같이 흡수되는데도 말이다. 똑똑한 어린이가 당이 많은 과자는 먹지 않으려고 꼼꼼하게 영양성분표를 들여다보면서 과자를 고른다고 하자. 이때 당이라고 표시된 설탕은 피할 수 있겠지만, 체내에서 단당류로 변하는 전분을 피하기는 어렵다. 전분의 함량을 따로 표시하지 않기 때문이다. 단당류, 이당류, 전분은 살을 찌우는 다이어트의 적일 뿐 아니라 혈당을 급격히 높여서 인슐린을 과다하게 분비하기 때문에 건강에도 좋지 않은 탄수화물이다.

그렇다면 날씬균의 먹이가 되는 MAC-복합탄수화물은 어떤 것일까? 통곡물과 채소, 과일, 콩에 풍부한 다당류 성분들이 대표적이다.

과일에 풍부한 펙틴, 양파와 치커리에 풍부한 이눌린도 MAC-복합탄수화물이다. 무에 들어 있는 리그닌, 미역이나 다시마의 끈적한 성분인 알긴산도 MAC-복합탄수화물이다. 이들은 사람의 소장에서 소화되지 않은 채 대장으로 이동해 날씬균들의 먹이가 된다.

날씬균의 먹이로 이용되는 몸에 좋은 MAC-복합탄수화물인데도 불구하고 이름에 '당' 자가 붙어 손해를 많이 보는 식이섬유들이 있다. 바로 단당이 3~9개 연결된 다당류로 통곡물과 채소, 과일, 콩에 풍부한 올리고당이다. 우리가 보조제로 손쉽게 섭취할 수 있는 프락토올리고당이나 갈락토올리고당이 여기에 속한다.

우리는 같은 그룹의 복합탄수화물이라 하더라도 뚱뚱균의 먹이인 전분은 멀리하고, 날씬균의 먹이인 다당류와 올리고당을 섭취해야 한다.

이제 사람이든 공생균이든 어느 것도 소화시키지 않는 탄수화물에 대해 알아보자.

식물세포와 동물세포의 가장 큰 차이점은 세포벽의 유무다. 식물 세포벽의 섬유질 성분인 셀룰로스는 사람도, 공생균도 소화시키지 못하는 성분이다. 이들은 몸속의 염분 또는 콜레스테롤과 결합하여 몸 밖으로 배출하는 역할을 한다. 몸속에서 소화되지 않기 때문에 포만감을 주어 과식을 방지하는 역할을 하고 배변량을 늘리기도 한다. 특히 소화되지 않은 채 장 속을 빠져나가면서 장벽의 찌꺼기까지 쓸고 나가는 빗자루 역할을 한다.

날씬균이 좋아하는 식단

날씬균을 늘리기 위해 가장 우선적으로 해야 할 일은 음식을 가려 먹는 것이다. 이것은 굶는 것과는 다르다. 우리 몸에서 바로 흡수되는 탄수화물은 피하고, 날씬균의 먹이로 이용되는 MAC-복합탄수화물을 적극적으로 먹어야 한다. 맛있는 고기를 끊지 않아도 된다. 단, 고기를 먹을 때마다 그만큼의 채소, 즉 MAC-복합탄수화물을 함께 먹으면 된다. 밥을 굶지 않아도 된다. 단, 전분 덩어리인 흰 쌀밥 대신 쌀알마다 날씬균의 먹이인 섬유소로 덮여 있는 현미밥으로 바꾸면 나만 배부른 것이 아니라 날씬균도 배불리 먹을 수 있다. 나와 공생하는 날씬균에게도 먹이를 주어야만 날씬균이 더욱 늘어난다.

직접 경험한 바에 따르면 날씬균을 위하는 식단으로 음식을 먹으면 살이 빠지는 것은 물론 항상 나던 뾰루지가 없어지면서 피부결이 눈에 띄게 좋아지는 보너스를 얻을 수 있다. 아침마다 예전보다 많은 양의 쾌변을 보는 상쾌함을 느낄 수도 있다.

피부는 빛나고 아침마다 쾌변을 볼 수 있는 날씬한 몸을 원한다면 내가 좋아하는 음식은 잠시 잊어보자. 그리고 날씬균이 좋아하는 음식으로 바꿔서 먹어보자. 살을 빼려고 무작정 굶는 것에 비하면 종류를 바꾸는 일은 크게 어렵지 않을 것이다. 딱 정해진 음식이 아니라 식이섬유만 추가하면 얼마든지 응용 가능하므로 꾸준히 즐겁게 실천할 수 있다.

3장

날씬균
다이어트의 원리

몸에 이로운 균을 기르는 3PB가 핵심이다

3PB란 무엇인가?

'날씬균 다이어트'는 내 몸에 공생하는 날씬균을 키우는 다이어트 방법이다. 날씬균을 키우려면 어떻게 해야 할까? 모든 생명체는 살기 위해 먹이가 필요하다. 먹이를 먹고 대사하여 에너지를 사용한다. 날씬균도 마찬가지다.

날씬균은 몸에 이로운 프로바이오틱스(Probiotics)이고, 날씬균의 먹이를 프리바이오틱스(Prebiotics)라고 한다. 날씬균이 먹이를 먹고 대사를 해서 만들어내는 산물을 포스트바이오틱스(Postbiotics)라고 한다.

영어 단어 '프리(pre)'는 '~전에', '먼저'라는 뜻이므로 프리바이오틱스는 날씬균이 미리 먹는 '먹이'라고 생각하면 된다. 반대로 '포스트(post)'는 '~후에', '나중'이라는 뜻이므로 날씬균이 먹이를 먹고 나서 만

| 3가지 바이오틱스 |

PRE Biotics	PRO Biotics	POST Biotics
프리바이오틱스 날씬균 먹이	프로바이오틱스 날씬균 공생균	포스트바이오틱스 날씬균 대사산물

들어내는 산물이라고 생각하면 된다.

원래 모든 균들은 적절한 환경에서 알맞은 먹이만 주면 스스로 번식한다. 우리 몸속에 있는 날씬균을 키우려면 날씬균이 받아먹을 수 있는 먹이를 먹어야 한다는 말이다. 날씬균의 먹이가 바로 식이섬유이다. 반대로 뚱뚱균을 없애고 싶다면 뚱뚱균의 먹이를 먹지 않으면 된다.

매일 많은 양의 날씬균을 섭취한다 해도(프로바이오틱스를 먹는다 해도), 날씬균들이 장내에서 계속 건강하게 살아가려면 적절한 먹이가 필요하다(프리바이오틱스를 먹어야 한다). 먹이를 받아먹은 날씬균들이 장내에서 대사를 하고 증식을 하면서 살아가는 과정에서 뷰티레이트(butylate)나 아세테이트(acetate) 같은 짧은사슬지방산을 만들어낸다. 이런 대사물질이 대표적인 발효물질이고 우리 몸에 엄청나게 이로운 영향을 준다. 이 발효물질들은 장내에서 날씬균들이 더 건강하고 더 안정적으로 살아갈 수 있도록 해주기 때문에 날씬균의 영양제라고 할 수 있다(건강한 날씬균을 위해서는 포스트바이오틱스가 필요하다).

프로바이오틱스 = 날씬균

프리바이오틱스 = 날씬균의 먹이

포스트바이오틱스 = 날씬균의 영양제

3가지 바이오틱스를 3P-바이오틱스, 또는 더 간단하게 3PB라고 부른다. 이 3PB에 해당하는 음식을 매끼 챙겨 먹는 것이 '날씬균 다이어트'의 핵심이다.

3PB를 챙겨 먹어야 하는 이유

그렇다면 왜 3가지 바이오틱스를 모두 먹어야 할까? 프로바이오틱스만 먹으면 안 될까? 날씬균의 먹이인 프리바이오틱스만 먹으면 효과가 없는 것일까? 된장찌개와 김치를 자주 먹으면 포스트바이오틱스를 따로 챙겨 먹지 않아도 될까?

우리가 음식으로 섭취해서 몸속에 들어온 프로바이오틱스는 여행을 온 것이고 장은 호텔과 같은 역할을 한다.(4장 '다이어트를 도와주는 보충제' 참조) 그중 일부는 장 속에 정착하여 살아갈 수도 있지만, 대부분은 장에서 살아남지 못하고 장을 통과하여 항문으로 빠져나온다. 그 과정에서 장 세포와 장내 공생균에게 좋은 역할을 하므로 우리는 매일매일 일정량의 프로바이오틱스를 보충해주는 것이다. 상처 부위에 밴드를 붙이는 것과 같다. 밴드를 붙인다고 해서 상처를 근본적으로 치료할 수는 없지만 상처를 보호하여 더 나빠지지 않도록 하는 것이다. 장내 공생균의 균형을 맞추기 위한 근본적인 방법, 다시 말해 날씬균을 뚱뚱균보다 더 많이 키우려면 프로바이오틱스만으로는 부족하다.

좋은 대학에 가기 위해 국어, 영어, 수학 세 과목 모두 중요하듯이 날씬균이 더 많은 비율을 차지하기 위해서는 3PB 모두 필요하다.

날씬균이 번성할 수 있는 환경 만들기

장 속을 여행하면서 정착할 확률을 높이기 위해 날씬균 무리, 즉 프로바이오틱스를 보충제로 섭취하는 것은 물론, 날씬균이 먹고 살 수 있도록 적절한 먹이인 프리바이오틱스를 꾸준히 먹어야 하며, 날씬균이 힘을 내고 번식할 수 있도록 건강한 장 환경을 만들어주는 포스트바이오틱스가 필요하다. 이 3가지를 모두 갖춘 음식을 섭취하는 것이 핵심이고, 매끼 3PB 위주로 식단을 구성해야 한다.

내 몸속에서 날씬균이 지속적으로 건강하게 공생하려면 스스로 번식할 수 있는 환경을 만들어주어야 한다. 사람도 건강하게 살아가려면 양질의 음식과 안락한 집이 있어야 하듯이 이러한 역할을 하는 것이 바로 프리바이오틱스와 포스트바이오틱스다.

사람—음식을 먹고 산다.
날씬균—프리바이오틱스를 먹고 산다.

사람—좋은 집(환경)에서 살아야 건강하다.
날씬균—포스트바이오틱스가 있어야 건강하다.

대표적인 프리바이오틱스

프리바이오틱스를 중심으로 식단을 구성하다 보면 마치 채식주의자가 된 듯할 것이다. 나 역시 날씬균 다이어트를 처음 시작했을 무렵에는 토끼처럼 눈이 빨개질 것 같다는 농담을 할 정도로 거의 채소만 먹었다. 하지만 날씬균 다이어트를 지속하면서 채소나 과일 외에도 좋은 섬유질을 섭취할 수 있는 식자재들이 눈에 들어오기 시작했다.

대표적인 것이 도정하지 않은 현미다. 흰 쌀밥을 100퍼센트 현미밥으로 대체하는 것만으로도 엄청나게 풍부한 식이섬유를 날씬균에게 먹일 수 있다. 옥수수 가루를 튀겨낸 시리얼 대신 통곡물로 만든 오트밀과 그래놀라를 먹는 것도 좋은 방법이다. 달콤한 간식이 먹고 싶을 때는 설탕 덩어리인 보통 푸딩 대신 식이섬유의 보고인 치아푸딩을 먹으면 쾌변의 기쁨까지 덤으로 누릴 수 있다. 막연히 몸에 좋다고 여기던 착즙 과일 주스는 멀리하고 과일을 통째로 베어 먹거나 걸쭉한 스무디로 만들어 먹어도 프리바이오틱스를 충분히 섭취할 수 있다.

쌀밥	100퍼센트 현미밥
콘플레이크	통곡물, 그래놀라
케이크	치아푸딩
착즙 과일 주스	과육, 걸쭉한 스무디

채소를 먹을 때 열에 의해 비타민이 파괴될까 봐 날것만을 고집하는 사람들이 많다. 하지만 날씬균 다이어트에서는 비타민 걱정은 잠시

접어두자. 다행히 우리의 날씬균에게 가장 시급한 영양소인 식이섬유는 끓는 물에 삶아도, 불에 직접 구워도 손실되지 않으므로 어떤 형태로든 충분한 양의 식이섬유를 섭취하는 것이 우선이다.

음식으로 충분한 양의 식이섬유를 섭취하지 못했다면 식품보조제의 도움을 적극적으로 받는 것이 옳다. 식품보조제는 말 그대로 보조하는 역할을 한다. 보조제에만 의존하면 안 되겠지만, 충분한 양의 식이섬유를 매번 음식으로 챙겨 먹기 힘들다면 먹기 편리한 프리바이오틱스 보조제를 권한다.

프락토올리고당, 갈락토올리고당, 이눌린이 대표적인 프리바이오틱스인데 먹어보면 달콤한 맛에 다시 한 번 놀라게 된다. 이름에도 '당'자가 들어 있고 맛도 달지만 우리 몸이 먹는 것이 아니라 나와 공생하는 날씬균이 먹는 것이니 염려하지 않아도 된다. 이 달콤한 프리바이오틱스를 받아먹은 비피도박테리아와 아커만시아 같은 날씬균들은 엄청나게 힘을 받아서 번식하기 시작할 것이다.

균들은 먹이를 먹고 흡수해서 얻은 에너지로 번식을 한다. 동물이나 사람처럼 짝짓기가 아니라 세포분열을 통해 빠른 속도로 번식한다. 다른 무리보다 더 크게 세력을 키워서 생존에 유리하도록 스스로 번식하는 것이다. 프리바이오틱스를 섭취하면 날씬균이 번식을 하여 빠르게 세력을 확장하고 뚱뚱균은 그만큼 감소한다.

프리바이오틱스의 열량이 신경 쓰인다는 사람들이 있다. 프리바이오틱스를 먹어서 섭취하는 열량보다 이를 통해 늘어난 날씬균만큼 줄어드는 뚱뚱균의 비율을 생각한다면 미미한 열량은 걱정할 필요 없다.

기름진 음식에서 2퍼센트가량씩 열량을 더 뽑아내는 뚱뚱균이 감소하기 때문이다. 기름지거나 고열량의 음식을 먹더라도 뚱뚱균이 감소한다면 우리 몸으로 흡수되는 열량은 현저히 줄어든다.

대표적인 포스트바이오틱스

포스트바이오틱스 또한 중요하다. 특히 날씬균들이 프리바이오틱스를 먹고 나서 배출하는 대사물질인 짧은사슬지방산이 핵심이다. 포스트바이오틱스를 중요하게 여기는 사람들 중에는 좋은 균이 먹고 나서 만드는 이 포스트바이오틱스를 몸 안에서 획득해야 한다고 말한다. 3가지 중에 가장 중요한 것은 최종 결과물인 포스트바이오틱스라는 주장도 있다.

포스트바이오틱스는 한국 사람들에게 생소한 식품군이 아니다. 늘 즐겨 먹는 발효 음식인 김치가 바로 포스트바이오틱스이기 때문이다. 된장도 빼놓을 수 없다. 쌀로 만드는 식혜 역시 발효 드링크다. 외국 사람들이 즐겨 먹는 요구르트나 치즈와 견줘도 손색이 없다.

최근 몇 년 동안 식초를 마시며 살을 빼는 식초 다이어트 열풍이 분 적이 있다. 식초는 초산균들이 발효를 통해 만들어내는 포스트바이오틱스다. 제대로 발효된 좋은 식초를 꾸준히 음용했다면 날씬균이 증가해서 분명 다이어트 효과를 얻었을 것이다.

포스트바이오틱스는 체중 감량은 물론 몸의 다양한 기능에 영향을 미친다. 특히 장벽의 헐거워진 세포들을 치밀하게 만들어주는 작용을 한다. 장벽이 느슨해지면 그 틈새로 단백질 찌꺼기나 지방다당체들이 빠져나가서 혈류로 유입될 수 있다. 마치 금이 난 독의 벌어진 틈을 메워주는 것과 같은 역할이다.

콤부차는 1석 3조 발효 음료

날씬균 다이어트에서 가장 추천하는 포스트바이오틱스는 바로 콤부차다. 콤부차는 홍차를 우려낸 물에 효모균과 미생물들을 함께 발효시켜서 만든 음료다. 콤부차를 추천하는 이유는 일단 다양한 균주를 섭취할 수 있기 때문이다. 프로바이오틱스 보조제에 넣을 수 있는 균주는 19종류이다. 하지만 이 세상에는 유익한 균들이 너무나도 많다. 그래서 천연식품으로 다양한 균을 섭취하는 것인데, 된장이나 김치는 짜기 때문에 충분한 양을 먹기가 힘들다. 요구르트도 좋은 발효 식품이지만 유익한 균의 종류가 한정적이다.

그에 반해 콤부차는 효모균 무리와 초산균 무리를 한꺼번에 얻을 수 있고, 홍차의 폴리페놀 성분까지 섭취할 수 있는 1석 3조의 발효 음료다. 특히 글루크론산이라는 물질을 생성해 간의 해독력까지 좋아지니 그야말로 디톡스 음료다.

시중에 파는 요구르트를 구입할 때 우리는 당의 함량이나 보존제 등을 꼼꼼히 따져본다. 콤부차도 마찬가지다. 어떤 종균을 사용했는지, 발효는 제대로 되었는지, 설탕은 많이 첨가하지 않았는지를 꼼꼼히 따져야 한다. 특히 균을 이용한 발효 음료들은 발효가 완벽하게 진행되지 않을 경우 알코올이 남아 있기도 하다. 이런 잔류 알코올까지 확실하게 검사한 제품을 선택해야 한다. (3장 '날씬균 강화제, 콤부차를 마셔라' 참조)

날씬균 다이어트는 열량을 제한하는 식단 조절이 아니라 음식의 종류를 바꾸는 식단 체인지라고 할 수 있다. 새로운 식단에는 날씬균을 위한 프리바이오틱스, 프로바이오틱스, 포스트바이오틱스 3가지 3PB가 들어가야 한다.

어떤 음식을 덜 먹는 것이 아니라 3PB를 더 먹는 것이 날씬균 다이어트다.

날씬균을 위한 맞춤 식단을 지켜라

날씬균이 살을 빼준다

건강하고 날씬한 몸은 타고나는 것일까? 나의 식습관과 생활 패턴을 돌아보면 답이 나온다. 사실은 내가 선택하는 것이다. 내가 어떤 음식을 선택하느냐에 따라 건강과 체중, 피부, 더 나아가 라이프 스타일까지 달라진다.

누구나 더 가볍고 더 근사한 몸을 가지고 싶을 것이다. 생기 도는 피부와 빛나는 머릿결을 가지고 싶은가? 활력이 넘치고 에너지가 충만한 라이프 스타일을 꿈꾸는가? 모든 일은 마음먹기에 달려 있다. 그리고 지금 당장 실천하는 것이 중요하다. 나의 건강과 생활 패턴을 좌우할 수 있는 사람은 오직 나뿐이다.

지금부터 날씬균 다이어트를 실천하기 위한 전체적인 틀에 대해서 설명할 것이다. 주 단위 식단표를 이용하는 방법을 설명하기에 앞서, 날씬균 다이어트의 원리를 깨달으면 상황에 맞춰 쉽게 응용할 수 있다.

날씬균 다이어트 식사법은 내 몸속에 살고 있는 균들에게도 먹이를 주면서 평화협정을 맺는 것이고, 이로운 날씬균을 많이 얻어서 나 대신 날씬균이 살을 빼주는 것이다. 내 입에만 즐거운 음식을 잠시 내려놓고, 나의 날씬균과 함께 먹을 수 있는 음식을 먹기로 결심했다면 다음 3가지만 기억하면 된다.

첫째, 매끼 3PB를 의식한다

내 몸속에 같이 살고 있는 프로바이오틱스를 위해 프리바이오틱스와 포스트바이오틱스를 매 끼니마다 먹는 것이 중요하다. 메뉴를 선정할 때 버릇처럼 3가지를 넣으면 된다.

둘째, 활발한 대사가 관건이다

활발한 대사를 위해서는 절대 굶어서는 안 된다. 3PB 날씬균 다이어트는 굶지 않아도 살이 빠지는 다이어트다. 몸을 따뜻하게 하고 대사를 촉진할 보조제들을 적극 이용한다.

셋째, 적절한 신체 활동이 필요하다

몸을 혹사하면서 운동하는 것이 아니다. 몸이 활동하면 칼로리를 소모하기 위한 사이클이 돌아가고, 이는 활발한 대사로 이어진다. 날씬균 다이어트로 살이 빠질 때는 몸의 곡선을 예쁘게 다듬어주는 스트레칭 정도면 충분하다.

날씬균 다이어트를 위한 식사 지침서

식사 시간	• 아침 7~8시 • 점심 12~1시 • 간식 3~4시 • 저녁 7~8시 • 반드시 하루 세끼를 먹는다.
매일 먹어야 하는 음식	• 프리바이오틱스 : 채소, 과일 • 프로바이오틱스 : 보조제, 요거트 • 포스트바이오틱스 : 콤부차, 발효 음식 • 단백질 • 좋은 지방
피해야 하는 음식	• 흰 빵, 흰 쌀, 떡 등의 정제당 • 설탕, 탄산음료 등의 액상과당, 단순당 • 트랜스 지방에 튀긴 음식 • 술
매일 마시면 좋은 음료	• 공복에 따뜻한 물 • 간식 시간의 따뜻한 차(티타임) • 매 식후마다 포스트바이오틱스 발효 음료
복용하면 좋은 보조제	• 오메가-3 • 코엔자임Q10 • 비타민D • 프로바이오틱스 • 마그네슘 • 비타민B군

날씬균 다이어트 실천 방법

집에서 쉽게 적용하는 방법과 외식을 할 때 실천할 수 있는 방법을 간략하게 소개한다.

집에서 밥을 먹을 때

100퍼센트 현미밥으로 1공기 또는 2/3공기를 섭취한다.

오이나 당근, 샐러리, 배추 등으로 채소 스틱을 만들어서 우선순위로 먹은 다음 현미밥을 먹는다. 채소 스틱은 당이 들어 있지 않은 요거트 또는 생된장에 찍어 먹는다.

여러 가지 쌈채소를 이용하면 먹기 수월하다. 고기를 함께 싸서 먹거나 현미밥을 채소에 싸 먹으면 거친 식감에 대한 거부감을 크게 줄일 수 있다. 다양한 쌈채소에 짜지 않은 된장을 듬뿍 넣어서 먹는다.

지방이 많지 않은 부위의 고기를 선택해 하루 1번 이상 동물성 단백질을 섭취한다. 고기의 양은 밥공기 1/2 정도가 적당하다.

기름은 올리브유나 코코넛 오일을 이용한다.

매 끼니 식사를 하고 난 다음에는 당이 들어 있지 않은 콤부차나 발효식초를 반드시 마신다.

외식할 때

음식점에서는 메뉴 선정이 중요하다. 머릿속에 항상 3PB를 의식하면서 메뉴를 고른다.

순두부나 콩비지 등 단백질 위주의 메뉴를 선택하는 것이 좋다. 이러한 메뉴를 선택할 때도 어김없이 흰 쌀밥이 딸려 나오게 마련이다. 날씬균 다이어트 초기에는 흰 쌀밥은 먹지 않고 두부와 달걀만 먹는다. 장 속에서 주인공으로 자리 잡은 뚱뚱균을 몰아내려면 일단 뚱뚱균의 먹이인 흰 쌀밥을 공급하지 않아야 한다. 또한 나물이나 채소 반찬이 잘 나오는 음식점을 선택하여 두부와 함께 양껏 먹으면 좋다. 식후에는 당이 많이 들어 있지 않은 무가당 요거트나 콤부차를 마시면 된다.

샐러드바를 자주 이용하되 닭가슴살이나 아보카도 등을 추가하여 동물성 단백질과 좋은 지방을 충분히 섭취하고 드레싱으로는 달지 않은 발사믹 식초와 올리브유를 선택한다. 특히 샐러드를 먹을 때 발사믹 식초와 올리브유를 곁들이면 지용성 비타민의 흡수에 도움이 되고, 발효식초이므로 포스트바이오틱스의 역할을 한다.

채소비빔밥도 좋은 메뉴이지만 흰 쌀밥의 양을 줄여야 하고 현미밥을 제공하는 음식점을 이용하면 좋다.

날씬균 다이어트는 칼로리를 엄격하게 제한하는 것이 아니다. 항상 머릿속에 날씬균인 프로바이오틱스를 떠올리면서 프리바이오틱스인 섬유질과 포스트바이오틱스인 발효 식품, 단백질을 섭취하고, 단순당은 멀리한다.

한두 끼 날씬균 다이어트 메뉴를 어겼다고 포기할 필요도 없다. 날씬균이 갑자기 어떻게 되는 것은 아니기 때문이다. 매끼마다 충실하게 3PB를 섭취하다 보면 나도 모르게 날씬균의 힘이 점점 세져서 내 몸은 점점 날씬해질 것이다.

성공적인 다이어트를 위한 7가지 규칙

우리 몸속에 있는 균들과 조화롭게 공생하여 날씬균이 비만균보다 우세하도록 균형을 맞춰주면 저절로 다이어트가 된다는 것을 알았다. 균은 살아 있는 생물이기 때문에 알맞은 먹이를 주고 살기 좋은 환경을 만들어주면 스스로 번식한다.

그러므로 날씬균이 좋아하는 먹이를 골라 먹고 적절한 환경을 만들어주는 것이 날씬균 다이어트의 원리이고, 이를 위해 매 끼니마다 3PB를 섭취하는 것이 핵심이다. 다음은 날씬균 다이어트에 성공하기 위한 7가지 규칙을 소개한다.

규칙 1. 뚱뚱균의 먹이 제한하기

몇십 년의 세월을 나와 함께 살아온 뚱뚱균을 내쫓기란 실로 어려운 일이다. 장 속에서 우세한 힘을 가지고 견고하게 자리 잡은 뚱뚱균을 몰아내기 위해서는 일단 그들에게 먹이를 주지 않아야 한다. 뚱뚱균이 좋아하는 단순당과 정제당을 과감하게 제한해서 뚱뚱균이 굶어 죽도록 만들어보자.

- 도정한 흰 밀가루, 흰 쌀을 먹지 않는다.
- 단당류와 이당류를 제한한다.

규칙 2. 내가 아닌 날씬균을 위해 먹자

나를 위해 먹는 것이 아니라 날씬균을 위해 먹는다는 것을 잊지 않는다.

- 난 채소가 싫어! → 내 몸속에 있는 날씬균의 주식이니 기꺼이 먹어야 한다!
- 난 요거트가 싫어! → 요거트 특유의 향이 거북해서 못 먹겠다면 프로바이오틱스 보충제라도 먹어야 한다!
- 콤부차는 마시기 힘들어! → 먹기 싫은 채소까지 힘겹게 먹어가면서 키워놓은 날씬균이 왕성하게 활동하는 데 꼭 필요한 핵심이니, 반드시 먹어야 한다!
- 식이섬유는 먹기 싫어! → 식이섬유는 날씬균의 먹이다. 매 끼니마다 챙겨 먹기 힘들다면 보충제라도 먹어야 한다!

규칙 3. 극단적인 방법을 쓰지 말자

단기간의 체중 감량을 위해 굶거나 먹는 양을 극단적으로 줄이지 않는 것이 매우 중요하다.

- 다이어트를 위해 하루 한 끼만 먹는 사람들이 있다. 이후로도 평생 하루 한 끼만 먹을 수 있다면 괜찮다. 하지만 다시 두 세 끼를 먹으면 이전보다 더욱 뚱뚱해질 것이다. 굶는 다이어트는 절대 성공할 수 없다. 언제까지 굶을 수 있겠는가?
- 하루 세끼를 반드시 챙겨 먹는다. 그리고 매 끼니의 주인공은 날씬균이다. 날씬균이 좋아하는 3PB를 포함하는 음식을 충실하게 먹어야 한다.
- 맛이 없어서 못 먹겠다고? 단언컨대 굶는 것보다 100배는 쉬울 것이다.

규칙 4. 포기하지 말자

날씬균 다이어트는 규칙을 한 번쯤 어겼다고 해서 포기할 필요가 없다. 누구도 완벽한 식단을 지킬 수는 없다. 때로는 치킨에 맥주를 마시는 날도 있고, 근사한 뷔페에 갈 수도 있다. 삼겹살 파티를 할 때도 있고 설탕과 밀가루가 범벅이 된 디저트 뷔페에 가기도 한다. 다이어트 규칙을 한번 어기고 나면, '내가 무슨 영광을 보겠다고 이렇게 힘들게 다이어트를 하고 있지? 어차피 또다시 먹고는 실패할 텐데'라는 생각으로 무너지는 경우가 많다.

점심때 어쩔 수 없이 피자와 파스타를 먹었다면 저녁에는 좀 더 신경 써서 샐러드와 콤부차를 먹으면 된다. 오늘 저녁에 맥주를 마시면서 치킨을 먹었다면 내일부터는 다시 3PB를 더욱 신경 써서 먹으면 된다.

날씬균 다이어트는 단기간에 살을 뺐다가 금세 다시 살이 찌는 다이어트가 아니다. 꾸준히 내 몸의 날씬균을 키워주어서 종국에는 더 많은 음식을 먹어도 살이 찌지 않는 몸으로 만들어주는 다이어트다. 뚱뚱균의 먹이를 한 번 먹었다면, 날씬균의 먹이를 두 번 먹으면 된다.

내 경우 3월 중순에 다이어트를 시작하고 4월에 생일을 포함한 가족 행사가 많아서 3PB를 챙기지 못할 때가 많았다. 하지만 꾸준하게 날씬균을 키워보자는 마음으로 포기하지 않았고, 그 결과 몸무게 46킬로그램을 지금까지 유지하고 있다. 그리고 나와 함께 식사를 하는 사람들은 이렇게 많이 먹는데도 계속 날씬한 몸을 유지한다는 사실에 놀라워한다.

3PB를 포기하지 않는 한 날씬균은 계속 증가할 것이다.

규칙 5. 따뜻한 물을 충분히 마시자

날씬균 다이어트를 할 때는 아침에 일어나자마자 따뜻한 물을 2컵 마실 것을 권한다. 그리고 허기가 느껴질 때나 피곤할 때도 수시로 물을 마시는 것이 좋다. 나이가 들수록 대사가 활발하지 않아서 적게 먹어도 살이 빠지지 않는다고 느낄 것이다. 따뜻한 물을 마시면 몸의 체온도 높아지고, 체온이 조금만 높아져도 기초대사량이 증가한다. 또한 충분한 수분 섭취로 변비도 완화된다.

규칙 6. 몸을 자주 움직이자

무리한 운동은 장기적인 다이어트에 큰 도움이 되지 않는다. 평소에 스트레칭이나 하루 10회 정도의 스쿼트 등 가벼운 운동을 하는 것이 좋다. 운동을 끔찍이도 싫어하는 나는 일부러 대중교통을 많이 이용했다. 버스 정류장이나 지하철역까지 빠른 걸음으로 걸어가고, 에스컬레이터 대신 계단을 이용하면서 조금이라도 더 몸을 움직이면 날씬균 다이어트에 속도가 붙을 것이다.

규칙 7. 숙면을 취하자

바쁜 현대인이 7시간 이상 숙면을 취하기란 쉽지 않다. 숙면은 정신 건강은 물론 신체 건강 모두 영향을 미친다. 하루 동안 열심히 일한 우리의 신체는 재충전의 시간을 가져야만 모든 기능이 원활하게 작동할 수 있다.

오후에는 카페인을 줄이고 저녁에 마그네슘 보충제를 섭취하는 것도 숙면에 상당히 도움이 된다. 잠을 푹 자는 것이야말로 건강한 다이어트의 기본 규칙이다.

날씬균 강화제, 콤부차를 마셔라

콤부차 발효 과정

3PB 날씬균 다이어트에서 포스트바이오틱스에 해당하는 대표적인 식품이 바로 콤부차이다. 이로운 공생균이 프리바이오틱스를 먹고 나서 만들어내는 발효 산물에 해당하는 콤부차는 장벽을 건강하고 견고하게 유지할 뿐만 아니라 날씬균들이 장내에서 건강하게 서식할 수 있도록 강화제 역할도 한다.

콤부차는 더 다양한 종류의 유익균들뿐 아니라 요거트에 없는 효모균까지 들어 있는 것이 특징이다. 홍차를 발효한 콤부차는 향이 강하고, 카페인과 항산화 폴리페놀이 풍부하다.

콤부차는 2단계의 발효 과정을 거쳐서 만들어진다. 처음 1단계는 효모균이 단당류를 먹고 발효해서 알코올과 이산화탄소를 생산해내는 과정이다. 알코올 발효 과정은 주어진 당분의 양에 비례하여 발효 물질의 양이 정확하게 산출되는데, 당분 100그램을 이용하면 51그램의 알코올과 49그램의 이산화탄소로 전환된다.

| 당의 알코올화 과정 |

단당류 또는 이당류	→	알코올	+	이산화탄소
(glucose or fructose)		(ethyl alcohol)		(carbon dioxide)
100g		51g		49g

1차로 알코올 발효가 진행되고 나면 이산화탄소는 공기 중으로 날아가고 알코올만 남게 된다. 2단계는 이 알코올이 균에 의해 초산 발효가 진행되는 것이다. 이 과정 역시 산출물의 양이 정확한데, 51그램의 알코올에서 67그램의 초산이 만들어진다.

| 알코올의 초산화 과정 |

알코올	→	초산	+	물
(ethyl alcohol)		(acetic acid)		(water)

| 이론적 변화 |

단당류 또는 이당류	→	알코올	+	초산균
100g		51g		67g
	알코올 발효		초산 발효	

100그램의 당을 온전하게 발효하면 67그램의 초산균을 얻을 수 있다. 위의 공식을 보면 '발효는 과학'이라는 광고 문구를 실감할 수 있다.

콤부차 만들기

콤부차를 발효하는 과정에서 여러 가지 균이 이용되기 때문에 필요 없는 잡균의 번식을 가장 고려해야 한다. 위생 시설은 물론 배양 방법과 배양 후의 품질 검사도 깐깐하게 거쳐야 한다. 발효와 부패 모두 균이 음식물에 번식했을 때 일어날 수 있는 현상이지만 그 결과는 정반대이기 때문이다.

요즘은 일명 '홍차버섯'으로 불리는 종균을 이용하여 집에서 콤부차를 만들어 먹는 경우가 많다. 집에서 만들 때는 다음 몇 가지 사항을 고려해야 한다.

첫째, 균주의 품질에 대한 검증이 필요하다

스타터 균주, 즉 홍차버섯 종균을 농가 등에서 분양받아 사용하는데, 이 종균이 과연 몸에 이로운 균들만으로 구성되었는지 따져보아야 한다. 몸에 해로운 곰팡이균이나 잡균들이 함께 살고 있을 확률이 매우 높기 때문이다. 일반 농가나 가정집에서 분양받은 종균의 품질을 검증하기는 쉽지 않다.

둘째, 발효하는 동안 품질 관리가 핵심이다

일반적으로 집에서는 홍차에 종균을 집어넣은 다음 흔들지 않고 놓아둔 채로 배양하는 정치배양법(standing culture)을 사용한다. 10일 이상 소요되는데 이 기간에 위생 관리를 조금이라도 소홀히 하면 부패할 가능성이 크다. 특히 숙성 기간에 따라 유기산이나 아미노산 등 다양한 성분이 생성되는데 이것은 스타터 균주, pH, 발효 온도, 통기량 등에 많은 영향을 받는다.

셋째, 온전히 발효되지 않으면 알코올이 잔류할 수 있다

온전히 발효된 콤부차는 알코올이 전량 초산균으로 전환되기 때문에 절대 남아 있을 수 없다. 콤부차에 알코올 성분이 남아 있으니 알코올에 약한 사람은 조심해야 한다고 하는데 완전히 잘못된 정보다. 그 콤부차는 완전히 발효되지 않은 것이다. 온전히 발효된 콤부차에는 알코올이 전혀 들어 있지 않다.

건강을 위해 먹는 음식이 오히려 해가 되는 경우가 종종 있다. 잘못된 정보 때문에 옳지 않은 방법으로 섭취하기 때문이다. 인터넷의 발달로 손쉽게 정보를 얻을 수는 있지만 올바른 정보인지를 판단하기는 쉽지 않다.

온전히 발효된 콤부차가 가장 안전하다. 철저하게 관리되고 규격화된 스타터 균주를 배양해 위생적인 환경에서 산도와 발효 온도, 통기량 등의 조건에 맞춰 생산한 다음 알코올 잔류량 등의 검사까지 마친 제품을 이용해야 한다.

날씬균 다이어트에서 권하는 것은 당과 탄산을 첨가하지 않은 콤부차이다. 날씬균 다이어트의 핵심인 포스트바이오틱스의 대표 식품인 콤부차에 뚱뚱균의 먹이인 당이 들어 있어서는 안 된다.

최고의 포스트바이오틱스를 내 몸속에 공급하기 위해 값비싼 발효식초도 먹어보고, 집에서 직접 만든 무가당 요거트도 먹어봤다. 그중 더 다양한 균들이 몸에 좋은 폴리페놀과 함께 발효된 콤부차야말로 가장 이상적이라고 판단되었다. 하지만 당이 첨가되지 않은 콤부차를 찾기는 힘들고(시중에 파는 콤부차 중에는 단 하나도 없었다) 특히 알코올 잔류량에 대해서는 알 길이 없다.

집에서 직접 콤부차를 만들어 마시는 사람들이 있다. 나 역시 콤부차 키트를 미국에서 직구로(국내에는 허가받은 종균을 구할 수 없는데 미국에는 제품화하여 판매 허가를 받았으므로 종균에 대한 위생 상태를 믿을 수 있다) 주문하여 만들어본 적이 있다. 처음에는 잡균이 생기지 않고 잘 만들어졌다. 하지만 설탕의 양을 정확히 맞추지 못했는지 아니면 발효가 완전하게 일어나지 않았기 때문인지 콤부차가 너무 달았다. 또한 완벽한 발효가 일어났는지 확인할 길이 없어서 먹기가 꺼려졌다. 왜냐하면 온전히 발효되지 않아 알코올이 남아 있는 콤부차를 하루 세 번씩 매일 먹는다면 그만큼 알코올을 섭취하는 것이기 때문이다.

종균이 확실하고, 위생적인 환경에서 온전하게 발효되어 알코올이 전혀 남아 있지 않는다는 것을 확인할 수 있고, 당을 첨가하지 않은 '이상적인 콤부차'를 찾아 헤매던 끝에 결국은 직접 만들게 되었다. 내가 생각하는 가장 좋은 콤부차를 마시고 싶어서 만든 것이다.

이렇게 해서 탄생한 것이 '3PB 더 진한 콤부차 마더'이다. 홍차의 맛과 식초의 맛이 합쳐진 독특한 맛의 진한 원액으로 단맛이 전혀 없다. 특히 알코올 잔류량이 0퍼센트라는 것이 검증된 차별화된 콤부차이다. 현재는 나와 주변 사람들이 먹기 위해 소량만 생산해서 제품화했다. 날씬균 다이어트가 알려지고 날씬균에 대한 관심이 높아져서 더 많은 사람들이 진정한 콤부차를 먹을 수 있기를 바란다.

날씬균 다이어트에 좋은 재료들

날씬균 다이어트는 뚱뚱균의 먹이를 제한하고 날씬균의 먹이인 식이섬유를 중심으로 먹는 방법이다. 특히 우리가 즐겨 먹는 빵이나 흰 쌀밥이 뚱뚱균의 먹이이기 때문에 이들을 제한하고 대체할 식품들이 필요하다. 날씬균 다이어트에서 주로 먹는 몇 가지 음식을 간략하게 소개한다.

두부

빵이나 흰 쌀밥을 줄이려면 다른 무언가로 대체해야 하는데, 가장 편하게 먹을 수 있는 것이 두부이다.

두부는 불린 콩을 갈아서 끓여 만든 것이다. 원재료인 콩에 비해 소화와 흡수가 더 잘되고 열량이 낮아서 저칼로리 영양식에서 빠지지 않고 등장한다.

두부를 구입할 때 가장 신경 쓰이는 부분이 바로 유전자변형농산물(GMO)이다. 병충해, 제초제 등에 대한 저항성이 높은 개량 품종인데, 먹기가 꺼려진다면 국내산 콩 100퍼센트로 만든 두부를 선택하는 것이 가장 확실하다.

두부는 흐르는 물에 충분히 헹군 다음 조리하는 것이 옳다.

요거트

우유를 발효하여 만든 요거트는 칼슘과 단백질이 풍부하고, 발효 과정에서 유당이 제거되어 유당불내증(우유 단백질을 소화하지 못하는 증상)이 있는 사람도 섭취할 수 있다. 특히 살아 있는 유산균이 풍부하여 프로바이오틱스인 동시에 포스트바이오틱스이다.

시중에 파는 요거트는 크게 3가지로 나눌 수 있는데, 우유를 젖산균으로 발효해서 만든 점도가 낮은 음료 형태의 발효유, 원유가 좀 더 많이 함유된 걸쭉한 형태의 농후발효유, 떠먹는 요거트 형태인 호상 요거트이다.

걸쭉하거나 떠먹는 요거트가 좋고, 액상과당이나 수크랄로스 같은 인공감미료가 들어 있지 않은 제품을 선택해야 한다. 첨가물이 되도록 적은 플레인을 사거나 아니면 집에서 만들어 먹는 것이 좋다.

특히 프로바이오틱스의 먹이가 되는 과일이나 채소 스틱을 요거트에 찍어 먹으면 날씬균의 증식에 큰 도움이 된다.

돼지고기

돼지고기는 에너지 대사에 반드시 필요한 비타민B_1이 풍부하게 함유된 양질의 단백질 공급 식품이다. 포화지방산도 높은 편이지만, 올레산이나 리놀레산과 같은 불포화지방산도 함께 들어 있어 10가지 필수아미노산이 고루 함유되어 있다. 특히 탄수화물이 체내에서 대사되어 에너지를 생산하는 데 반드시 필요한 비타민B_1이 풍부하게 함유되어 피로 회복에도 도움이 된다.

돼지고기는 부위에 따라 지방 함량이 크게 차이가 나므로 다이어트를 할 때는 부위를 잘 선택하면 얼마든지 맛있게 즐길 수 있다.

돼지고기의 앞다리살이나 뒷다리살은 지방이 적고 근육이 발달하여 씹는 맛이 좋다. 등심 부위는 지방이 4퍼센트밖에 함유되어 있지 않고 육질이 연하다. 직화로 조리하는 경우 벤조피렌이나 헤테로사이클릭아민 등의 발암물질이 생성될 수 있으니 건강을 생각한다면 삶거나 쪄서 먹는 것이 좋다. 특히 프리바이오틱스인 쌈채소나 김치 등의 포스트바이오틱스를 곁들여 먹으면 섬유소가 콜레스테롤 흡수를 억제한다.

닭고기

닭가슴살은 다이어트 식단의 대표 주자 중 하나이다. 여름철 보양식인 삼계탕과 더불어 튀긴 닭과 맥주는 한국인들이 가장 사랑하는 메뉴이다.

닭고기는 양질의 단백질은 풍부하고 지방 함유량은 낮은 식품이다. 지방이 주로 분포되어 있는 껍질 부위와 노란색을 띠는 지방을 제거하고 조리하는 것이 좋다. 닭날개는 다른 부위에 비해 지방 함량이 높은 편이지만 피부에 좋은 콜라겐이 많이 들어 있고 비타민A도 풍부하니 적당히 섭취하는 것이 좋다.

달걀

달걀은 가장 손쉬운 단백질 공급 식품이다. 달걀에 함유된 단백질은 육류 단백질보다 아미노산의 조성이 더 우수하다. 달걀에는 단백질은 물론 철분, 아연, 칼슘 등 미네랄과 비타민A, D군을 함유되어 있다.

달걀노른자는 수분 50퍼센트, 단백질 15퍼센트, 지방 약 30퍼센트 정도 함유되어 있고, 흰자에는 수분 88퍼센트, 단백질 11퍼센트 정도이다. 철분과 지용성 비타민이 들어 있는 노른자를 같이 먹는 것이 좋다.

현미

한국인의 주식인 쌀의 주요 영양소는 탄수화물이다. 날씬균 다이어트에서는 도정한 흰 쌀밥을 제한해야 한다. 쌀은 도정한 정도에 따라 현미, 7분도, 9분도, 백미로 구분하는데 날씬균 다이어트에서는 100퍼센트 현미를 권한다.

현미는 벼의 외피만을 제거한 것으로 쌀눈과 껍질 부분이 남아 있어서 단백질과 무기질, 식이섬유의 함량이 백미에 비해 훨씬 높다.

현미에 풍부한 식이섬유는 탄수화물의 소화와 흡수 속도를 늦춰 혈당의 급격한 상승을 억제하며, 포만감이 오래가고, 공생균의 먹이가 되어 장을 좋게 한다. 현미의 속껍질에 풍부한 지용성 식이섬유 리그닌은 체내 독성물질을 흡착하여 배출하는 기능을 한다.

쌀은 한국인의 주식인 만큼 섭취량이 많으니 가능한 무농약, 친환경 쌀을 먹는 것이 좋다.

귀리

귀리는 오트밀이라고 불리는데, 〈타임〉 선정 '세계 10대 슈퍼푸드' 중 하나다. 곡류이지만 지방과 단백질 함량이 높고, 지방 중에서도 불포화지방산이 75퍼센트를 차지한다.

귀리의 단백질 함량은 쌀의 2배 이상이고, 식이섬유는 보리의 3배에 이른다. 쌀이나 보리에 비해 당분은 적으면서 식이섬유는 풍부하고 열량이 낮아서 다이어트에 즐겨 먹는 식품이다. 오트밀로 만든 제품이 많이 나와 있으니 간편하게 이용할 수 있다.

쌈채소

상추, 깻잎, 치커리, 케일 등 종류에 따라 어느 정도 차이는 있으나 일반적으로 식이섬유와 비타민, 베타카로틴이 풍부하다. 특유의 색소와 쓴맛이나 향을 내는 성분, 폴리페놀 등은 항산화를 비롯하여 여러 가지 생리적 기능을 한다.

채소의 녹색은 엽록소라 불리는 클로로필(chlorophyl)이다. 이것은 면역력을 높이고 염증을 억제하며 콜레스테롤, 카드뮴과 납 등의 중금속이나 발암물질을 흡착하여 배출하는 역할도 한다.

녹황색 채소에는 카로티노이드계 색소가 풍부하여 고기와 함께 먹으면 육류의 지방이 쌈채소에 들어 있는 지용성 영양분의 흡수를 도와준다. 샐러드를 먹을 때 올리브유를 소스로 곁들이면 지용성 비타민의 흡수를 도와주는 것이다.

4장

다이어트를
도와주는 보충제

보충제가 필요한 이유

다이어트를 시작하면 누구나 식이 조절부터 하게 마련이다. 양을 줄이든 음식의 종류를 바꾸든 먹는 음식을 조절하는 것이므로 사람들은 자연스럽게 보충제를 떠올린다. 다이어트 효과를 좀 더 높이거나 피부 또는 건강의 밸런스를 맞추기 위해 보충제를 섭취하려는 것이다.

나 역시 같은 생각이었다. 특히 직업이 약사인 만큼 관심을 넘어서서 사랑이라는 표현이 적합할 정도로 다이어트를 하기 전부터 보충제에 주목했던 사람이다.

약사들도 관심사 또는 배운 내용에 따라 보충제를 선호하는 약사, 일반약을 선호하는 약사, 대체의학을 선호하는 약사 등으로 나뉜다. 약국에 들러서 진열되어 있는 약들을 둘러보면 약사의 취향을 파악할 수 있을 것이다. 영양제나 보충제가 거의 없이 일반 의약품과 조제약

만 취급하는 약국이 있는가 하면, 보충제는 물론 화장품과 건강즙까지 취급하는 약국도 있다.

나는 일반 의약품과 더불어 보충제의 역할을 꽤 중요하게 여기는 약사였다. 우리나라의 특성상 시기마다 유행하는 건강기능식품이 있는데 그 트렌드에도 민감하게 반응하는 편이었다. 팔기 위해서라기보다 내가 먹기 위해서라는 이유가 더 컸다. 영양제나 건강기능식품을 많이 취급하는 약사들은 자신이 즐겨 먹고 효과를 체험하면서 효능을 전파하고자 하는 경우가 많다.

날씬균 다이어트를 개발하면서 시작한 블로그에는 하루 10여 가지의 보충제를 먹는 내용이 나온다. 보통 사람들은 너무 많다고 생각하지만, 건강기능식품을 즐겨 먹는 사람들에게는 그리 놀랄 양이 아니다.

내가 즐겨 먹고 효과를 본 수많은 영양제를 모두 소개하면 좋겠지만, 날씬균 다이어트의 주 역할은 날씬균이고, 부수적인 역할을 하는 것이 보조제이기 때문에 효과를 확신하는 것만 추려서 소개한다.

오메가-3,
세포막의 유동성을 확보하라

다이어트 효과를 빨리 보고 싶은 마음에 평소 관심도 없던 영양제에 눈이 가게 된다. 종합 비타민부터 항산화제, 지방연소제 등 너무나 많은 보조제들이 어서 자기를 먹으라고 손짓하는 것 같다.

과연 어떤 보조제를 먹어야 다이어트에 도움이 될까? 정말로 다이어트에 도움이 되는 보조제가 있기는 한 것일까? 이것은 오랫동안 약국을 운영하면서 가장 많이 상담한 분야이기도 하다. 물론 제각기 타고난 체질이 있는 데다 질병이나 복용 중인 약에 따라서도 몸 상태가 다르기는 하지만, 일반적으로 가장 중요한 것은 대사량이다.

신진대사가 원활해야 먹은 음식을 에너지로 많이 소비할 수 있고, 노폐물도 잘 배출되어 요요 현상도 나타나지 않는다.

세포막을 보호하라

사람의 몸은 세포로 구성되어 있다. 동물세포의 맨 바깥쪽은 세포막으로 둘러싸여 있는데, 그 세포막의 구조는 다음과 같다.

| 세포막 구조 |

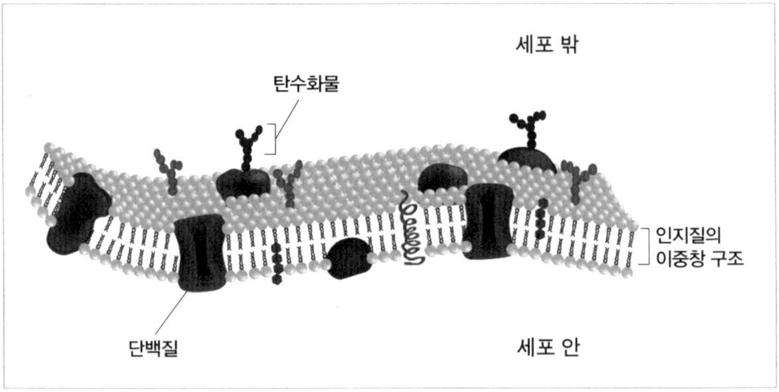

인체는 약 60조 개의 세포로 구성되어 있고, 각 세포를 둘러싸고 있는 세포막의 70퍼센트가 필수지방산이 포함된 지질(lipid), 즉 우리가 잘 알고 있는 포화지방, 오메가-3, 오메가-6, 오메가-9 같은 기름이다. 각종 영양소들과 신경전달물질은 세포를 통과하기 때문에 무엇보다 세포막의 투과성이 중요하다.

세포막에 콜레스테롤이나 포화지방이 많이 쌓여 있으면 영양물질이나 산소의 투과율이 떨어진다. 반면 좋은 지방, 즉 오메가-3가 감싸고 있는 세포막은 유동성이 좋아서 영양소의 흡수와 노폐물의 배출이 쉽다.

영양소의 흡수와 노폐물의 배출이 잘된다는 것은 신진대사가 활발하다는 뜻이고, 이것은 기초대사량이 높다는 것과 같다. 건강, 특히 다이어트를 위해서는 기초대사량이 중요하고, 기초대사량은 바로 세포막의 유동성에 달려 있다.

좋지 않은 음식들을 먹으면 장내 공생균의 균형이 무너지는 것은 물론 우리의 세포막도 안 좋은 기름층으로 뒤덮여 점점 굳어진다. 세포를 건강하게 복원하고 기초대사량을 높이려면 우선 굳어진 세포막을 야들야들한 세포막으로 바꿔주어야 한다. 다시 말하면 콜레스테롤과 포화지방으로 둘러싸인 세포막을 저콜레스테롤과 불포화지방으로 바꿔주어야 한다는 것이다. 이를 위해 가장 먼저 해야 할 일은 포화지방이 많은 식품을 줄이고 양질의 오메가-3를 섭취하는 것이다.

오메가-3는 신진대사의 핵심이다

그렇다면 어떤 오메가-3가 건강에 도움이 될까? 시중에는 너무도 많은 오메가-3 제품이 나와 있다. 어떤 것은 한 병에 1만 원 정도이고, 어떤 것은 한 병에 7만 원이나 하는 것도 있다. 광고를 많이 하는 익숙한 브랜드의 제품이 좋은 것일까? 무조건 비싼 것이 좋은 것일까? 큰 차이가 없으니 아무 제품이나 먹어도 되는 것일까?

결론부터 말하면 오메가-3는 좋은 것을 먹지 않으면 차라리 먹지 않는 것이 나을 정도로 품질이 천차만별이다.

오메가-3 제품은 각별히 신경을 써서 선별하는 것이 중요하다. 바로 기름의 산패 때문이다. 오메가-3는 기름이기 때문에 산소와 열에 취약해서 제조 과정에 쉽게 산화(산패)가 일어난다. 튀김 요리를 하고 나면 기름이 산패되기 때문에 아깝더라도 재사용하지 않고 버린다. 일단 산패되면 오메가-3의 좋은 기능을 상실할 뿐만 아니라 오히려 몸에 해로운 알데하이드와 케톤체가 생성될 수 있다.

국내의 경우 오메가-3의 산패도를 명시하지 않는다. EPA와 DHA의 함량과 잔류 용매, 그리고 납, 카드뮴, 수은 등의 중금속 수치와 대장균 수치만 통과하면 된다. 하지만 오메가-3 생산을 위한 국제 비영리 단체인 GOED(Global Organization for EPA and DHA Omega-3s) 등에서는 오메가-3의 관리 기준으로 산패도를 명확하게 명시하고 있다. 원료의 품질을 따지는 것은 약사나 건강기능식품 종사자의 역할이다. 소비자들이 이런 원료의 산패도까지 알아볼 수는 없기 때문이다. 하지만 산패도까지 기준에 맞는 좋은 오메가-3는 결코 저가형으로 출시될 수 없다.

오메가-3 구입 시 체크 사항

일반적으로 소비자들이 체크할 사항은 3가지 정도이다.

- 'rTG'라고 적힌 오메가-3를 선택한다 : 특히 열이나 알코올 용매를 사용하지 않은 초임계 방식으로 추출한 rTG 오메가-3라면 더욱 좋다. 함량이 높고 흡수가 잘될 뿐만 아니라 위장 장애도 덜하고 산패도 비교적 안정적이다.
- 식물성의 경우 유기농, 냉온압착(cold pressed) 제품을 선택한다 : 아마인유 같은 식물성 오메가-3는 농약과 산패도를 함께 고려하

는 것이 좋다. 고온에서 압착한 제품은 산패가 쉽게 일어나기 때문이다.

- 갈색 불투명한 병이나 낱알 PTP로 산소를 차단한 포장 제품을 선택한다 : 오메가-3 지방산은 빛, 산소, 열에 약하기 때문에 이들을 최대한 차단하는 형태가 좋다.

코엔자임Q10, 에너지는 올려주고 활성산소는 낮춰준다

무리한 운동을 하면 빨리 늙는다?

사람이 생명을 유지하고 살아가기 위해서는 에너지가 필요하다. 인체 활동에 필요한 에너지인 ATP를 생성하기 위해 몸안에서는 복잡한 대사가 이루어진다. 코엔자임Q10(CoQ10)은 에너지를 생산하는 크랩 사이클(kreb cycle)의 마지막 전자전달계에서 항산화 작용을 함으로써 ATP의 생성을 도와준다.

미토콘드리아는 세포의 발전소라고 하는데, 여기서 에너지를 생산하기 때문이다. 이때 없으면 안 되는 필수적인 영양소가 바로 코엔자임Q10이다. 코엔자임Q10이 부족하면 몸에서 필요한 만큼의 에너지를 만들어낼 수 없고 쉽게 피로를 느낀다. 코엔자임Q10이 충분히 있어야만 에너지를 효율적으로 만들 수 있고 신진대사가 원활하게 이루어진다는 것이다.

또한 우리 신체는 에너지를 생성하기 위해 산화와 환원을 끊임없이 반복하고 있다. 이런 과정에서 산화물질들이 생성되어 세포막을 손상시키는데, 이를 방지하는 항산화제 역할을 하는 것도 바로 코엔자임Q10이다.

다이어트를 시작하면 으레 신체를 더 많이 움직이려고 노력한다. 가벼운 걷기나 유산소 운동 또는 고강도 근력 운동을 하는데, 이때 어쩔 수 없이 몸에 활성산소가 많이 생성된다. 그래서 무리한 운동을 하면 몸이 늙는다고 하는 것이다. 운동선수들도 이 활성산소를 제거하기 위해 항산화제를 많이 섭취한다. 이렇게 활성산소로부터 세포막을 보호하는 항산화제 역할을 하는 것도 바로 코엔자임Q10이다.

세포의 신진대사가 촉진되고 활성산소가 제거되면 피부의 노화도 자연스럽게 방지할 수 있다. 피부의 탄력을 위해 코엔자임Q10을 먹는 것도 이런 이유 때문이다.

코엔자임Q10은 원래 체내의 모든 곳에 존재하지만, 20세를 정점으로 점점 감소하여 40세가 넘으면 급격히 줄어든다. 그래서 20세가 넘은 사람들이 다이어트를 할 때 충분한 에너지를 충전하고 세포를 늙지 않게 관리하려면 코엔자임Q10을 반드시 섭취해야 한다. 다이어트만 하면 피곤한 사람, 다이어트를 하면서 피부 탄력이 떨어질까 봐 걱정되는 사람은 당장 코엔자임Q10을 복용하자. 물론 다이어트를 하지 않는 사람에게도 좋다.

나에게 적합한 코엔자임Q10 선택하기

코엔자임Q10을 선택할 때는 어떤 점을 눈여겨봐야 할까? 코엔자임Q10은 영어로 유비퀴논(ubiquinone)이라고 한다. 유비퀴논이 몸속에 들어가서 활성화 과정을 거치면 유비퀴놀(ubiquinol)이 되는데, 이 형태로 된 제품들도 많다. '코엔자임Q10 = 코큐텐 = CoQ10 = 유비퀴논 = 유비퀴놀', 모두 같은 것이다.

물론 형태에 따라 흡수율도 다르고 가격도 차이가 있다. 유비퀴논의 형태는 흡수율이 낮다고 알려져 있다. 어차피 유비퀴논으로 섭취하면 몸속에서 유비퀴놀로 바뀌기 때문에 가격이 조금 비싸더라도 아예 유비퀴놀의 형태로 섭취하면 흡수율이 더 좋을 것이다. 하지만 흡수율 차이가 없다는 연구 결과도 있어 아직까지는 의견이 분분하다.

원료에 따라서도 가격과 품질이 다른데 일본의 가네카(Kaneka)사의 원료가 유명하다.

어떤 것이 절대적으로 좋다고 할 수는 없으므로 건강 전문가들과 상담하여 나에게 가장 적합한 코엔자임Q10을 꾸준히 복용하면 활력이 넘치고 지치지 않는 다이어트를 하는 데 많은 도움이 될 것이다.

비타민D, 다이어트의 성공 여부가 달려 있다

비만인 10명 중 9명이 비타민D 부족

태양의 비타민이라 불리는 비타민D는 햇빛을 받으면 몸속에서 만들어지는 비타민이다. 하지만 잠깐씩 햇빛을 보는 정도로는 충분한 비타민D를 보충할 수 없다. 하루에 2시간 정도 자외선을 쬐어야 몸에서 필요한 양만큼 비타민D가 합성된다.

우리는 하루에 2시간은커녕 단 20분도 맨살로 햇볕에 노출될 일이 거의 없다. 피부 노화는 물론 피부암의 원인이기도 한 자외선에 장시간 노출되는 것은 좋지 않다. 오히려 자외선 차단제를 바르고 활동할 것을 권장하는 현실이다.

그렇다면 식품으로 섭취해야 하는데, 한국인이 주로 먹는 자연식품에는 비타민D가 많지 않다. 실제로 한국인의 과반수 이상이 비타민D

결핍을 겪고 있으며, 90퍼센트 이상이 비타민D 부족 상태로 추정된다.

초등학교 시절 비타민D 결핍으로 구루병이 나타난다고 배워서인지 뼈 건강을 먼저 떠올리게 되는데, 사실 다이어트와 아주 밀접한 관련이 있는 비타민이다.

비만한 사람 10명 중 9명이 비타민D 결핍이라는 연구 결과가 있고, 혈중 비타민D의 농도가 낮을수록 내장지방이 많다. 미국 미네소타 의과대학 교수인 샬라마르 시블리 교수는 칼로리를 제한하는 다이어트의 성공 여부가 혈중 비타민D의 수치와 관련이 있다며 체중 감소와도 상관관계가 있음을 밝혔다.

비타민D와 공생균

현대인들이 유독 우울증이 많고 체중이 늘고 잠을 잘 이루지 못하며 감기에 자주 걸리는 이유는 비타민D 부족과 관련이 있다. 비타민D는 우리 몸에서 신경전달물질을 만들고 손상된 신경을 보호하는 역할을 한다. 더구나 비타민D는 우리 몸의 공생균과 긴밀하게 협력한다. 또한 손상된 장 세포를 회복하는 데 필수 영양소이다. 그런데 우리 몸에 비타민D가 부족하거나 장 속에 비타민D를 도와서 일하는 공생균이 많이 살지 않으면 당연히 신경전달물질을 만들거나 신경을 보호하는 일이 더디고, 몸의 기능이 원활하게 작동하지 못한다.

현대인들은 멸균의 시대를 살고 있다. 멸균된 음식을 먹고 마시면서 균이라면 무조건 박멸하는 환경에서 몸속에 살고 있는 공생균의 수도 많이 줄었다. 몸의 신경세포들과 긴밀하게 협조하면서 일할 일꾼들이 충분하지 않은 것이다. 비타민D가 제 역할을 충분히 해낼 수 없는 환경도 현대인들의 면역력이 점점 떨어지는 이유 중의 하나이다.

어떤 비타민D를 선택해야 할까?

비타민D는 에르고칼시페롤이라고 불리는 비타민D_2와 콜레칼시페롤이라고 불리는 비타민D_3가 대표적인데, 둘 중 비타민 D_3의 체내 활성도가 더 높다(시중에 나온 거의 모든 제품이 비타민D_3이다).

그렇다면 비타민의 하루 권장량은 어느 정도일까? 비타민의 1일 권장량은 이 용량을 먹지 않았을 경우 질병에 걸리는 수치를 말한다. 즉, 그 이상은 꼭 먹어야 한다, 이 정도는 꼭 필요하다는 하한선이지 상한선이 아니다.

비타민D의 1일 권장 섭취량은 400IU이고, 최근에는 효능이 알려지면서 5000~10000IU까지 권장하기도 한다. 나는 다이어트를 할 때 2000IU를 섭취했다.

마그네슘,
변비와 불면에 특효약

바쁜 현대인에게 꼭 필요한 마그네슘

마그네슘은 약국을 운영할 때 피곤에 지친 직장인들, 항상 긴장으로 어깨 근육이 뭉쳐 있거나 잦은 두통을 호소하는 사람들에게 많이 권했던 영양소다. 많은 환자들이 그 효과를 몸소 체험하고 재구매하는 것은 물론 주변 사람들에게 소개도 많이 한다. 아주 피드백이 빠른 영양제 중에 하나다.

그도 그럴 것이 마그네슘은 한국인의 식단에서 부족하기 쉬운 영양소이고 실제로 결핍된 경우가 많다. 음식으로 섭취하는 데는 한계가 있기 때문에 보충제를 먹어야 한다.

마그네슘은 우리 몸에서 탄수화물의 대사와 에너지 생성에 중요한 역할을 하는 미네랄이다. 특히 긴장된 근육을 풀어주고 신경을 안정시키는 역할을 한다. 항상 긴장 상태에서 바쁘게 생활하는 현대인에게 더 많이 필요한 영양소인데 식단으로 해결할 수 없다 보니 많은 사람들이 마그네슘 부족을 겪고 있다. 토양이 점점 오염되어 과일이나 채소에서 예전만큼의 마그네슘을 섭취하지 못하는 것도 큰 이유다.

그리고 커피나 육류 등 산성 음식을 즐겨 먹으면 혈액은 pH 농도를 조절하기 위해 마그네슘을 사용하는데 현대인의 식습관도 문제다.

날씬균 다이어트를 시작하면 녹황색 채소나 파래, 미역 등을 자주 먹게 되므로 예전보다 마그네슘을 조금 더 많이 섭취할 수 있다. 하지만 앞서 언급한 바와 같이, 토양이 많이 오염되었고 예전만큼 풍부한 영양분이 없기 때문에 음식만으로는 충분히 섭취하기 힘들다.

특히 어떤 다이어트든 일단 시작하면 심리적으로 스트레스를 많이 받게 된다. 음식의 양을 조절하기 때문에 변비가 생기고 무리한 운동으로 근육에 피로 물질이 쌓인다. 포만감이 줄어들어 숙면을 잘 이루지 못하면 육체적인 피로도와 긴장도가 높아져 몸이 스트레스를 받는 악순환이 반복된다.

근육의 긴장과 정신적 스트레스, 불면, 변비까지 해결해주는 고마운 영양소가 바로 마그네슘이다.

마그네슘의 종류

다이어트를 하는 중이라면 스트레스, 불면, 변비를 겪어보았을 것이다. 이런 불편을 해결하고자 마그네슘을 구입하려고 검색하면 종류가 너무나도 다양해서 어떤 제품을 구입해야 할지 고민에 빠진다.

마그네슘과 칼슘 복합제를 많이 볼 수 있는데, 과다하게 섭취할 칼슘이 혈관에 침착되는 것을 막아주고 결석의 위험을 줄여준다. 칼슘을 복용해야 하는 사람들에게는 칼슘과 마그네슘 복합제를 권하는 편이고, 마그네슘만의 효능을 보고자 하는 사람에게는 굳이 복합제를 권하지 않는다.

마그네슘은 크게 무기염 마그네슘과 유기염 마그네슘으로 나뉜다. 일반 의약품으로 많이 취급하는 산화 마그네슘이 바로 무기염 마그네슘인데 흡수율이 조금 낮은 대신 가격이 저렴하다. 유기염 마그네슘은 글루콘산, 시트르산, 글리시네이트 등의 유기염을 붙여서 흡수율을 높인 형태로 해외에서 구입하는 경우가 많다.

주로 많이 섭취하는 마그네슘의 종류는 다음과 같다.

- 산화 마그네슘(Mg-Oxide) : 가장 보편적인 마그네슘의 형태이다. 가격도 저렴하고 알약의 크기도 적당하지만 생체 이용률이 조금 낮다. 마그네슘 보충보다 설사와 같은 부작용을 이용하여 변비를 개선하는 목적으로 많이 이용한다.
- 구연산 마그네슘(Mg-Citrate) : 해외 직구 사이트에서 가장 흔히 접하는 형태이다. 산화 마그네슘에 비해 흡수도 잘되고 생체 이용률도 높다. 하지만 소화가 잘되지 않아 메스꺼운 증상이 나타날 수 있다.
- 글리신 마그네슘(Mg-Glycinate) : 마그네슘 1개 분자에 글리신 2개가 결합된 복합체이다. 글리신은 진정 효과와 해독 작용이 있는

데, 생체 이용률이 낮고 설사와 같은 부작용도 적은 편이다. 하지만 복합체의 크기가 매우 커서 알약이 큰 단점이 있다.

- 아스파르트산 마그네슘(Mg-Aspartate) : 근육의 긴장도를 낮춰주고, 피로 회복 효과가 커서 널리 이용된다. 특히 산화 마그네슘이나 구연산 마그네슘보다 생체 이용률이 높다고 알려져 있다.

나는 나우(Now)사에서 출시된 마그네슘 캡슐 400밀리그램을 섭취했는데, 산화 마그네슘, 구연산 마그네슘, 아스파르트산 마그네슘이 합쳐진 제품이다. 정신적 스트레스를 낮춰주고 근육도 풀어주며 숙면과 쾌변까지 두루두루 도움이 된다.

네이버 카페에서 14명의 회원들을 모집하여 날씬균 다이어트 체험을 실시하는 동안에도 이 제품을 매일 취침 전에 복용하도록 권했는데, 전반적으로 숙면과 피로감, 변비 예방 효과가 있었다.

마그네슘은 결합된 형태도 다양하고 가격도 천차만별이다. 하지만 확실한 것은 현대인, 특히 건강한 다이어트를 하고자 하는 사람들에게는 반드시 필요한 영양소라는 사실이다. 어떤 것을 선택할지 모르겠다면 약사 또는 건강기능식품 전문가와 상담하면 가장 적합한 마그네슘을 권해줄 것이다.

비타민B,
단백질 섭취량이 많을 때 필수

독성을 바꿔주는 비타민B군

육류나 달걀, 유제품을 먹으면 메티오닌이라는 필수아미노산이 몸속으로 들어온다. 메티오닌은 생체 내에서 필요한 곳에 메틸기를 넘겨주는 데 사용되는 아미노산인데, 메틸기를 넘겨주고 나면 호모시스테인이라는 물질로 변한다. 그리고 이 호모시스테인은 비타민B군의 도움을 받아 시스테인이라는 물질로 바뀌어서 항산화 성분인 글루타티온을 만드는 데 쓰인다.

그런데 우리 몸에 비타민B군이 부족하면 호모시스테인은 시스테인으로 바뀌지 못하고 그대로 호모시스테인 형태로 쌓인다. 제2의 콜레스테롤이라고 불리는 호모시스테인은 전신의 혈관 건강에 악영향을 주는 물질이다.

1995년 미국 하버드 의과대학 로버트 매컬리 박사의 연구에 따르면 호모시스테인은 혈관 내벽을 산화시켜서 손상을 입히고 핏덩어리를 만들어내서 동맥경화, 뇌졸중 같은 심혈관계질환을 유발하는 독성물질이다. 이렇게 해로운 호모시스테인을 독성이 없는 시스테인으로 바꿔주는 것이 비타민B군이다.

고함량 비타민B군을 선택하자

다이어트를 하면 근육량을 늘리기 위해 단백질 음식을 평소보다 많이 섭취한다. 단백질 음식으로 섭취한 메티오닌이 호모시스테인의 형태로 쌓여서 우리의 혈관을 공격하지 않도록 하려면 충분한 용량의 비타민B군이 필요하다. 비타민B군을 그저 피로 회복을 위한 보조제로 여기면 안 되는 이유다.

약국을 운영하면서 많은 보조제들을 취급했는데, 그중 효과를 빨리 느끼고 만족도가 높아서 재구매를 많이 하는 비타민이 바로 고함량 비타민B군이었다. 학생부터 성인에 이르기까지 누구나 복용할 수 있고, 누구에게나 필요하며, 다양한 형태로 효과가 나타나기 때문이다.

아침이면 가뿐하게 일어날 정도로 피로가 줄어들었다는 사람, 뾰루지나 여드름이 눈에 띄게 좋아졌다는 학생, 피부가 환하고 윤기가 난다는 여성, 심지어 몸이 날씬해졌다는 사람들도 있었다.

이렇게 다양한 효능을 가진 비타민B군을 우리 장의 공생균이 만들어낸다. 장내에 날씬균들이 많아지면 피로도 덜하고, 피부가 좋아지고, 몸이 날씬해지는 데는 이들이 만들어내는 비타민B의 효과도 있으리라는 생각이다.

비타민B군을 선택할 때는 우선 고함량인지를 확인할 필요가 있다. 그리고 몸속에 들어가서 바로 이용될 수 있는 '활성형 비타민'을 추천한다.

최근 몇 년 동안 고함량 활성형 비타민B군이 유행했으니 가까운 약국에 가서 약사와 상담한다면 효과 좋은 비타민B군을 선택할 수 있을 것이다.

유산균,
깐깐하게 따져보고 먹자

마릿수가 많으면 좋은 유산균?

최근 통계에 따르면 건강기능식품 판매 순위 1위가 유산균, 즉 프로바이오틱스라고 한다. 유산균이 단순히 장에 좋다는 인식을 넘어서서 인체 면역 시스템의 핵심인 장내 미생물이 살아갈 수 있는 환경으로 개선하고, 알레르기나 아토피 등 과면역반응에도 효과가 있다는 사실이 알려졌기 때문이다.

최근에는 유산균보다 더 넓은 의미의 프로바이오틱스라는 이름으로도 제품들이 쏟아져 나오고 있다. 약국에서도 면역 제품 상담을 할 때 빠지지 않는 제품군으로 등극했다.

"약사님, 어떤 유산균이 가장 좋아요?"

"유산균보다 프로바이오틱스가 더 좋은 건가요?"

"균이 많을수록 좋은 거 맞죠?"

"균마다 가격 차이가 나는 건가요?"

약국에서 유산균에 대해 상담할 때마다 듣던 질문이었고, 공생균을 알리고 다니는 요즈음에도 자주 듣는 질문이다. 사실 약국을 운영할 때 프로바이오틱스 제품을 선별하는 것이 무척 번거로웠고, 고르고 골라서 10여 가지 제품을 취급했다. 작은 약국에서도 10가지가 넘는 제품을 보유하고 있으니, 소비자들이 선택하기 어려운 것은 너무나도 당연한 일이다.

지금부터 이 질문들에 대해 간단하게 대답하고자 한다.

사람의 몸에 살고 있는 공생균의 종류는 수천 종에 이르고, 이 중 장내에 사는 공생균만 4천 종이 넘는다. 물론 이로운 균도 있고 해로운 균도 있다.

그렇다면 우리가 돈을 주고 사 먹는 유산균 제품에는 과연 몇 가지 균주가 포함되어 있을까? 다양한 균주를 먹는 것이 좋다던데 한 100가지 정도는 포함되어 있을까?

현재 건강기능식품으로 제품화할 수 있는 유산균의 균주는 19종으로 정해져 있다. 19종의 균주를 가지고 목적에 맞게 조합해서 제품을 생산한다. A라는 회사는 19종 중에서 7종만 선택해서 총 10억 마리를 넣어 제품을 만들고, B라는 회사는 11종의 균을 100억 마리 넣어 제품을 만든다. 물론 19종을 모두 넣은 제품도 있고 무려 4500억 마리를 넣었다는 제품도 있다.

어떤 균주가 가장 좋고 효과가 뛰어나다면 그것만 넣으면 될 텐데 이렇게 다양한 조합으로 만드는 이유가 무엇일까?

균의 마릿수가 많으면 효과가 당연히 좋을 텐데 적은 함량을 넣는 이유는 또 무엇일까? 약사는 그저 제일 좋은 유산균 제품을 집어주면 좋을 텐데 왜 이것저것 질문을 던질까?

프로바이오틱스와 공생균의 궁합

1천 명의 사람이 있다면 1천 가지의 각기 다른 마이크로바이옴이 존재한다. 인체의 마이크로바이옴은 마치 지문과도 같아서 이 세상에 똑같은 장내 환경은 절대 존재하지 않는다. 그렇기 때문에 다양한 유산균 제품이 있는 것이고, 절대적으로 좋은 한 가지 제품이 있을 수 없다. 유산균, 즉 프로바이오틱스는 나의 장내 환경에 맞는 제품을 골라야 한다.

프로바이오틱스의 정의를 살펴보면 숙주인 사람 몸에 들어와서 건강에 좋은 효과를 주는 살아 있는 균을 뜻한다. 유산균을 비롯한 균들이 프로바이오틱스로 인정받기 위해서는 위산과 담즙산을 견디고 살아남아 소장과 대장까지 도달하여 장관 내에서 유익한 효과를 나타낸다는 것이 입증되어야 한다. 독성이 없고 비병원성이어야 하는 것은 물론이다. 이렇게 입증되어 제품 허가를 받은 균주가 19종이다.

하지만 19종 외에도 우리 몸에 유익한 공생균들은 무수히 많다. 다만 구체적인 효과가 입증되지 않아서 프로바이오틱스라는 제품군을 생산할 때 법률상으로 드러내지 못하는데, 대표적인 것이 발효 식품에 함유된 균들이다.

프로바이오틱스에게 사람의 몸은 여행지와 같다. 우리 몸에서 영원히 살면 좋겠지만 잠시 머물렀다 떠나야 하는 운명이다. 우리 몸으로 들어온 프로바이오틱스는 소화기관을 통과하면서 장벽의 세포들, 그리고 이미 살고 있는 장내 공생균들을 만나 인사하고 교류한 후 변과 함께 떠난다.

장으로 여행을 온 프로바이오틱스들이 장 점막에 정착하면 좋으련만, 19종의 균들은 수명도 제각각이고, 인간이 먹는 음식을 먹이로 잘 받아먹지 못한다. 게다가 이미 자리 잡은 공생균들이 이들에게 집을 내어줄 리도 만무하다.

그렇다면 이렇게 잠시 들어왔다 빠져나가는 프로바이오틱스를 왜 먹어야 할까? 이들이 장 속을 여행하는 동안 장벽의 세포들과 공생균들에게 끼치는 영향이 무척 중요하기 때문이다.

프로바이오틱스 생균들은 장 세포를 자극해서 장 점막층을 건강하고 두껍게 만들어주는 단백질을 더 많이 생산하도록 독려한다. 또 이들이 장 속을 여행하는 동안 위장관의 감염에 대한 방어력을 높이므로 인체 면역 시스템이 강화된다. 이렇게 프로바이오틱스가 장의 환경을 개선하면 장에 사는 날씬균을 포함한 유익균들은 힘을 얻게 되고, 장 건강을 넘어서서 몸 전체의 건강에도 영향을 미치는 것이다. 공생균 약사인 나는 날씬균이 증가해서 살이 빠지는 효과를 얻었다.

이런 이유에서 매일 프로바이오틱스를 복용하는 것이 좋다. 매일 변과 함께 배출되는 여행객의 숫자만큼 몸속으로 다시 여행을 오도록 해야 한다.

몸속에 들어온 프로바이오틱스는 원래 살고 있던 공생균들과 인사를 나눈다. 우리도 만나면 반갑고 좋은 사람이 있는가 하면 만나서 불쾌한 사람이 있는 것처럼, 프로바이오틱스와 공생균들도 궁합이 맞아야 한다.

사람마다 장내 마이크로바이옴이 다르기 때문에 프로바이오틱스와의 만남도 다르게 나타난다. 궁합이 맞으면 효과가 금방 나타날 수도 있고, 서로 잘 맞지 않으면 오히려 불편한 반응이 나타난다. 효과와 반응은 사람마다 다르고, 몸 상태에 따라 장내 마이크로바이옴이 변화하기도 한다.

프로바이오틱스를 복용하고 궁합이 맞을 경우 빠르면 하루 만에 변의 상태가 좋아지고 잔변감이 없는 효과를 볼 수 있다. 반면 궁합이 맞지 않으면 오히려 멀쩡하던 장이 더 불편하다. 가스가 차오르고 설사를 하거나 두통까지 유발되는 경우도 있다. 이상 반응이 일어난다면 나와 잘 맞지 않는 것이다.

이런 것을 명현 반응이라 하여 몸이 적응할 때까지 계속 먹으라고 하는 전문가도 있다. 하지만 나는 견해가 좀 다르다. 과감히 복용을 멈추고 나와 맞는 것을 다시 찾아 나설 것을 권한다.

생균의 마릿수가 많다고 반드시 좋은 것은 아니다

공생균에 대한 연구를 하면서 마음이 가끔 아릴 때가 있다. 바로 공생균과 제왕절개 및 모유의 상관관계를 논할 때이다.

공생균의 중요성에 대해 무지한 엄마 탓에 우리 아들은 불로소득으로 얻을 수 있는 하느님이 주신 가장 큰 선물을 두 차례나 받지 못했다. 제왕절개를 해서 낳고, 모유가 아닌 분유를 먹여서 키운 열세 살짜리 아들은 키도 크고 건강해 보이지만 알레르기 반응도 잦고, 여름철이 되면 어김없이 장염을 앓곤 한다.

이번 여름에도 장염을 앓고 지나가는 아들을 보면서 제왕절개와 분유로 인해 남들보다 취약한 장내 공생균 환경 때문이라는 생각이 가장 먼저 들었다. 그리고 항상 복용하던 캡슐 형태의 프로바이오틱스 말고, 내가 아는 한 마릿수가 가장 많은 파우더 형태의 값비싼 제품을 먹였다. 그런데 이게 웬일인가? 아들의 설사는 갑자기 걷잡을 수 없이 더 심해져서 하루에도 몇 번씩 물같이 쏟아내는 것이 아닌가.

설사가 날 때는 사균으로 달래야 한다는 것을 뻔히 알고 있는 내가 이런 실수를 한 것이다. 병원에서도 의사들이 좋은 마음으로 과잉 진료를 해서 나타나는 부작용을 일컬어 VIP신드롬이라고 부른다. 잘해주려는 마음이 앞서서 잠시 기본을 망각한 것이다. 생균을 평소의 5배 가량이나 투여했으니 설사가 나는 것은 당연한 일이었다.

이렇게 부끄러운 이야기를 공개하는 까닭은 생균이라고 무조건 좋은 것은 아니라는 사실을 알려주기 위해서다. 프로바이오틱스는 사람에 따라, 목적에 따라, 그리고 현재 건강 상태에 따라 알맞은 제품을 골라서 섭취해야 한다. 생균이 좋은 것도 아니고, 마릿수가 많다고 무조건 좋은 것도 아니다.

절대적으로 좋은 제품은 없다. 나에게 맞는 제품을 찾아서 여러 차례 시도해봐야 한다. 어떤 프로바이오틱스가 좋은지 모르겠다면 단골 약국을 정해놓고 약사와 함께 균주를 살펴보면서 나에게 맞는 것을 찾아가는 것이 가장 확실한 방법이다.

프로바이오틱스를 섭취하고도 부작용은 물론 아무런 변화가 없다는 사람들도 있다. 이런 경우에는 계속 복용할 것을 권한다. 일반적으로 한 달 분량 단위로 생산되므로 끝까지 복용하면서 변의 변화를 살펴보는 것이 가장 확실하다. 프로바이오틱스를 만난 공생균들이 균형을 되찾고 건강을 회복할 시간이 필요할 수도 있으니 말이다.

5장

날씬균 다이어트
감량 일기

날씬균 다이어트의 탄생

10년 넘게 약국을 운영하는 동안 하루 두 끼 이상을 배달 음식으로 때우다 보니 뱃살은 물론 군살도 여기저기 늘어만 갔다. 천성이 게으른 탓인지, 약국에 출근하기 전이나 마치고 나서도 운동은커녕 그저 아침에 좀 더 자거나 집에 가서 쉬고 싶은 생각뿐이었다. 제대로 된 음식을 먹지도 못하고 운동이라고는 하지 않은 채 10년이라는 세월이 지나가 버렸다.

약국을 과감히 접고 약사 가운을 벗은 나의 모습은 다소 충격적이었다. 약국이 아닌 곳에서 사람들을 만날 때면 더 이상 약사 가운으로 가릴 수 없는 군살의 실체가 드러나기 시작했다. 줌바댄스와 요가로 몸매를 관리하는 아이 친구의 엄마들도 많았는데, 명색이 건강 상담을 해주던 내 모습이 오히려 더 안 좋아 보였다. 그렇게 해서 나는 다이어트를 결심하게 되었다.

첫 번째 수칙, 굶으면 안 된다

사실 다이어트를 결심하기가 쉬운 일은 아니었다. 약국에서 다이어트 상담을 해본 경험에 따르면 성공 확률이 너무 희박할뿐더러 요요 현상이 뒤따르는 것을 너무나도 많이 보았기 때문이다. 그렇게 죽을 둥 살 둥 고생하며 살을 조금 뺐나 싶으면 금세 요요 현상으로 살이 더 찌는 모습을 보면서 차라리 다이어트를 하지 않는 것이 낫다는 생각이 들었다. 막상 내가 다이어트를 결심하고 나자 어떤 방법을 선택해야 할지 큰 고민으로 다가왔다.

차라리 체중 감량에 실패한다 하더라도 요요만은 절대 안 된다는 생각이 가장 먼저 머리를 스쳤다. 체중은 유지만 해도 본전이다. 요요 현상을 겪는 사람들의 모습이 생생하게 떠올라 나도 모르게 머리를 설레설레 저었다. 요요 현상이 나타나지 않으려면 일단 굶어서는 안 된다. 나의 다이어트 제1수칙이 정해졌다.

두 번째 수칙, 변비가 생기면 안 된다

다이어트를 시작한 사람들이 가장 먼저 겪는 건강상의 문제가 바로 변비다. 갑자기 먹는 양을 줄이기 때문에 평소보다 훨씬 적은 양의 음식 찌꺼기들이 대장으로 내려오고, 이를 감지하지 못한 대장이 연동운동을 줄이기 때문이다.

약국을 방문하는 환자들에게 건강의 기본은 먹은 것을 잘 소화하여 흡수하고 필요 없는 찌꺼기를 잘 배출하는 것이라고 누누이 말해오던 나는 다이어트를 하다가 변비가 생기는 것은 빈대 잡으려다 초가삼간을 태우는 것과 같다는 생각이 들었다.

배불리 먹는 다이어트

굶지도 않고 변비가 생기지도 않으면서 살이 빠지려면 어떻게 해야 할까? 식이섬유와 수분 섭취, 유산균 복용 등을 떠올리면서 다이어트 계획을 짜던 나의 머릿속에 퍼뜩 떠오르는 단어가 있었다. 바로 미국 할리우드 스타들이 애용한다는 콤부차였다. 콤부차는 홍차를 베이스로 해서 다양한 균들을 함께 발효한 것이다. 한마디로 요구르트보다 더 다양하고 많은 균들이 함유되어 있는 발효 음료인 것이다.

식이섬유, 유산균, 콤부차를 차례대로 나열하니 자연스럽게 인체에 사는 균들과 함께 날씬균과 뚱뚱균이 차례로 떠올랐다.

2015년 노벨 의학상 후보로 거론되었던 미국 워싱턴 대학교의 제프리 고든 박사 팀은 사람의 장내 세균을 쥐의 장에 이식하여 장내 세균과 비만의 상관관계를 증명하여 세계적인 주목을 받았다.

이 논문뿐만 아니라 전 세계적으로 '균'에 대해 쏟아져 나오는 새로운 정보에 흥미를 가지고 있던 나는 '바로 이거다!'라는 생각이 들었다. 균을 가지고 다이어트를 하는 것이다. 그것도 이미 나의 장내에 살고 있는 공생균을 이용하는 것이다. 날씬한 사람의 몸에 많이 살고 있는 날씬균을 내 몸 가득 증식하는 방법이다. 더구나 날씬균의 먹이는 나의 쾌변을 도와주는 식이섬유이다. 식이섬유는 마음껏 먹어도 되니 굶지 않아도 되고 쾌변도 유지될 테니 내가 세운 2가지 다이어트 수칙과도 잘 맞았다. 몸이 날씬해질 뿐만 아니라 이로운 균들이 늘어나서 건강에도 도움이 되는 아주 좋은 방법이라는 생각이 들었다.

균이란 생명체이기 때문에 적당한 먹이와 적절한 환경을 유지해주면 알아서 번식한다. 이 균들은 자기의 먹이가 아니면 먹지 않는 편식쟁이들이기 때문에 내가 원하는 균의 먹이를 집중적으로 섭취하면 자연스럽게 균이 증식한다. 날씬균의 먹이인 식이섬유를 배불리 먹고, 콤부차로 장내 환경을 건강하게 유지해서 날씬균이 나의 살을 빼주도록 만드는 '3PB 날씬균 다이어트'가 탄생하는 순간이었다.

항상 건강에 관심을 가져야 하는 직업이고, 게다가 미용 관련 환자들을 주로 접하다 보니 최신 건강 트렌드에 늘 귀를 기울이고 있었다. 실패율이 높은 다이어트의 단점을 눈으로 직접 봐왔기 때문에 나만의 방법을 찾을 수 있었던 것 같다. 그리고 2007년 사단법인 한국다이어트프로그래머 자격증을 따면서 나름 공부하며 정립한 이론도 큰 역할을 했다.

지금부터 16주 동안 몸소 체험하여 성공한 '3PB 날씬균 다이어트' 방법을 세세하게 공개하려고 한다.

비만이라고 할 수는 없지만 날씬하다고도 할 수 없는 전형적인 나잇살을 곳곳에 붙이고 다니던 58킬로그램의 몸을, 아이 낳기 전 몸무게인 46킬로그램으로 변신시켜준 방법이다.

각 주에 해당하는 대표적인 하루 일과를 일기처럼 적은 체험담은 날씬균 다이어트를 완성하기까지의 시행착오가 오롯이 담겨 있기 때문에 그대로 따라 하는 것은 좋지 않다. 내 몸에 실제로 적용해서 완성한 날씬균 다이어트 레시피가 6장에 나와 있으니 5장은 가볍게 읽으면 된다.

마흔두 살의 게으른 아줌마도 놀랄 만한 성공을 거둔 다이어트 방법이다. 굶지 않으니 요요 현상을 걱정하지 않아도 되고, 아침마다 쾌변을 볼 수 있으며, 맑은 피부와 넘치는 에너지까지 덤으로 얻을 수 있다.

1주 차, 3킬로그램 감량에 성공하다

다이어트를 시작하기 전 체중을 측정했다. 3월 18일, 현재 몸무게는 57.3킬로그램이다. 어제보다 조금 줄었다. 0.5~1킬로그램 정도는 하루에도 수시로 변하니 내일부터는 일정한 시간에 체중을 측정하기로 했다.

| 체중 변화 |

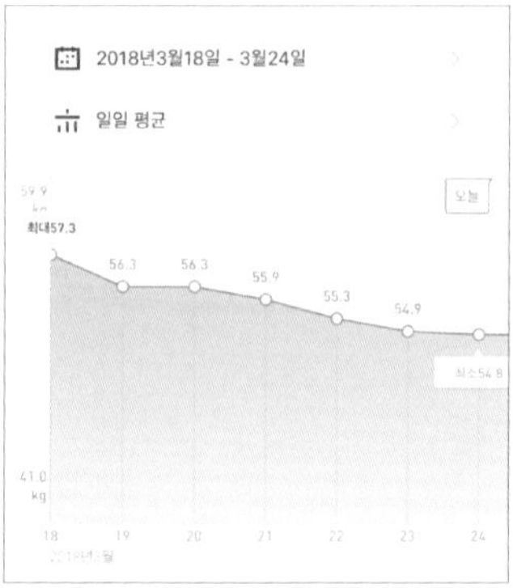

아침

우선 아침 공복에 보조제부터 챙겨 먹었다. 약사로서 보조제의 이점을 잘 알고 있는 만큼 보조제 섭취를 중요하게 생각한다. 아직 살이 빠지지도 않았는데 벌써부터 얼굴에 탄력이 없어질까 걱정이 되어 콜라겐을 복용했다. 그리고 나의 공생균 트리거, 프로바이오틱스를 1알 섭취했다.

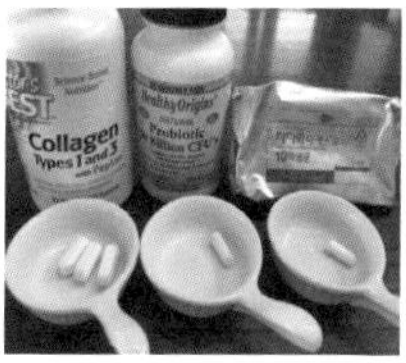

아침 공복 보조제

콜라겐 + 프로바이오틱스

아침은 3PB 날씬균 다이어트 스무디를 만들어 먹었다. 일반적으로 과일과 채소만을 갈아서 먹는 스무디와는 다르다. 날씬균의 먹이인 프리바이오틱스와 몸에 이로운 지방이 충분히 함유된 특별한 레시피를 적용하는 첫 시도인 것이다. 첫 주에는 과일과 채소 맛이 나는 스무디가 내키지 않아서 아보카도와 씨앗을 넣어 걸쭉한 유동식으로 만들었다. 달지 않고 고소한 맛이 왠지 죽을 먹는 느낌이어서 아침 식사로 하기에 편했다.

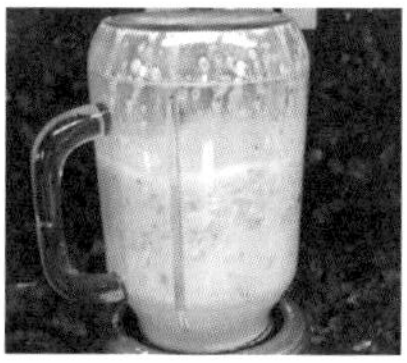

아침 식사

스무디

〈스무디 재료〉

- 스무디 베이스 – 아몬드 브리즈 언스위티드
- 과일, 채소 – 아보카도
- 씨앗 – 햄프시드 + 아마씨
- 파우더 – 완두콩 파우더

아침 식후 보조제

오메가-3 + 코엔자임Q10 + 비타민D

아침 식사를 하고 나서 보조제를 먹었다. 아침 식후 보조제는 날씬균 다이어트뿐만 아니라 어떤 방법으로든 다이어트를 하는 사람에게는 가장 도움이 된다. 지방들이 켜켜이 쌓여서 두꺼워지고 딱딱해진 세포들을 다시 유동성 있게 만들어주는 핵심 보조제들이기 때문이다. 3가지는 반드시 섭취할 것을 권한다.

보조제를 너무 자주 먹는 것 같아 다음 주부터는 조금 수정해야겠다.

점심

아침 식사 후, 오전 일과를 마치고 나니 벌써 점심시간이다. 날씬균을 늘리는 것만큼 뚱뚱균을 억제하는 것도 중요하다. 뚱뚱균의 먹이인 단당류나 이당류의 탄수화물과 육가공식품을 먹지 않아야 한다. 채소만 먹을 수도 없는 노릇이기에 흰 쌀밥 대신 두부를 먹기로 했다. 일단 점심 메뉴로 순두부찌개를 주문해서 밥은 먹지 않고 두부와 달걀만 먹었다. 식후에 콤부차 음료를 한 컵 마셨다. 외국에서 수입된 콤부차인데 너무 달고 맛있어서 당분이 좀 덜 들어 있는 콤부차를 찾아봐야겠다.

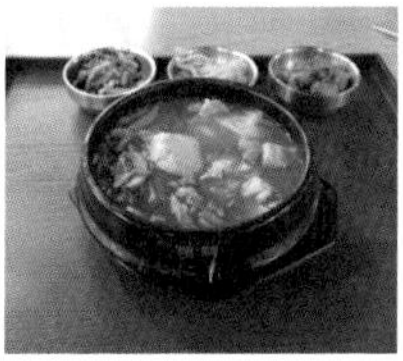

점심 식사

순두부찌개(두부와 달걀만 먹음), 콤부차

점심 식사 후 오후 보조제를 챙겨 먹었다. 점심 식사 후에 활성형 비타민B군을 섭취하는 것이 버릇처럼 되어 있어서 안 먹으면 허전하다. 피로를 풀어주고 에너지 대사를 활발하게 해줄 뿐만 아니라 피부 건강에도 도움이 되는 비타민B군은 다이어트를 하든 안 하든 피곤한 현대인에게는 필수다.

점심 식후 보조제

비타민B

오후가 되니 배가 출출하고 입이 심심해서 주전부리를 하고 싶었다. 약국을 운영할 때 항상 오후에 군것질을 하던 버릇이 남아서일 것이다. 이제는 날씬균 간식으로 바꿔야 한다.

코코넛 워터에 치아시드를 1스푼 넣고 20분 동안 불린다. 그러면 치아시드가 물을 흡수해 몽글몽글해진다. 치아시드는 자기 몸보다 10배 많은 수분을 흡수하는데 이걸 마시면 날씬균의 먹이인 식이섬유를 다량 섭취하게 된다. 또한 몽글몽글하게 불어난 치아시드가 위장에 포만감을 주고 또 대장으로 내려와서 장벽을 자극하여 쾌변을 도와준다. 원래 변비가 없었지만 치아시드를 먹고 나니 배변 양이 더 늘었다는 것을 체감할 수 있었다.

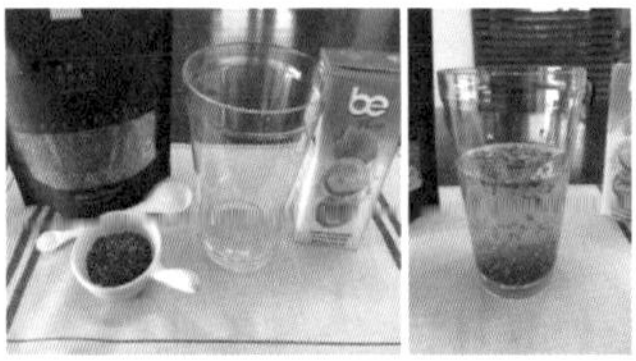

오후 간식

치아시드

저녁

첫 주여서인지 저녁 식사로 맵고 자극적인 음식이 너무 당겼다. 고추장 양념을 버무린 골뱅이 채소 무침과 소면으로 가족들의 식사를 차리고 나는 소면 대신 두부와 아마씨를 듬뿍 뿌려서 먹었다. 후식으로 떠먹는 요거트 1개를 먹고, 식초 1스푼을 물 1컵에 희석해서 마셨다.

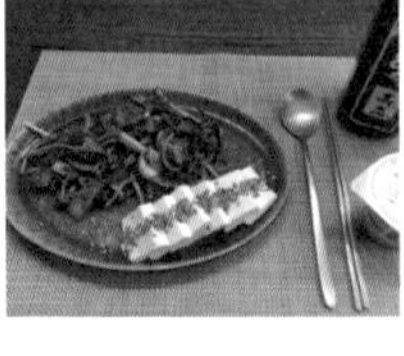

저녁 식사

골뱅이 채소 무침

저녁 식후 보조제를 섭취했다. 하루 종일 산화되었을 몸의 항산화를 위한 것들이다.

저녁 식후 보조제

글루타티온, 비타민C

배고프다기보다 왠지 허전한 느낌이 든다. 나도 모르게 냉장고 앞에 가서 물을 한 컵 마시고 돌아와 잠을 청한다.

1주 차 정리

내가 만든 방법으로 다이어트를 한다고 생각하니 책임감과 흥분감이 동시에 솟구쳐 의지를 불태웠던 한 주였다. 난생처음 스무디를 만들어 먹었고, 날씬균을 위한 식사를 하려고 노력했다. 보조제를 복용하는 시간과 횟수가 너무 잦아서 2주 차부터는 수정해야겠다는 생각이 들었다. 틈틈이 허기질 때 먹을 수 있는 날씬균 간식도 만들어봐야겠다. 저녁 약속은 식사보다 차를 마시는 것으로 잡았고, 보이차나 녹차를 마시면서 다이어트 중이라는 것을 내 몸에도 인지시켰다.

삼시 세끼 밥과 빵을 양껏 먹고, 간식으로 케이크나 과자를 먹던 습관을 없애기 힘들 줄 알았는데 의외로 무난히 첫 주를 넘겼다. 매일 아침 공복에 측정하는 몸무게를 보면서 의지를 계속 다져나갈 수 있었다.

7일 만에 날씬균이 마구 증식하거나 뚱뚱균이 감소하지는 않았겠지만 무려 3킬로그램을 감량했다.

| 1주 차 일과표 |

아침	공복	보조제: 콜라겐 + 프로바이오틱스
	식사	3PB 날씬균 스무디
	식후	보조제: 오메가-3 + 코엔자임Q10 + 비타민D
점심	식사	순두부찌개(밥 제외) + 콤부차 1병
	식후	보조제: 비타민B군
	간식	코코넛 워터에 불린 치아시드
저녁	식사	골뱅이 채소 무침과 두부
	식후	보조제: 글루타티온 + 비타민C
취침 전	공복	미지근한 물 1컵

2~3주 차,
무사히 고비를 넘기다

날씬균 다이어트 2주 차에 접어들었다. 첫 주를 하면서 보완하고 수정해야 할 점들을 적극적으로 반영해보기로 했다. 그리고 스트레칭처럼 가벼운 운동을 시작해보기로 했다.

아침 공복, 습관처럼 눈을 뜨자마자 체중을 측정했다. 2주 차의 평균 몸무게는 어느새 55킬로그램 아래로 내려와서 일주일 내내 54킬로그램대를 유지했다. 대단한 발전이라고 생각했고, 내 몸이 54킬로그램대에 무리 없이 적응하는 과정이라고 생각하여 만족스러웠다.

| 체중 변화 |

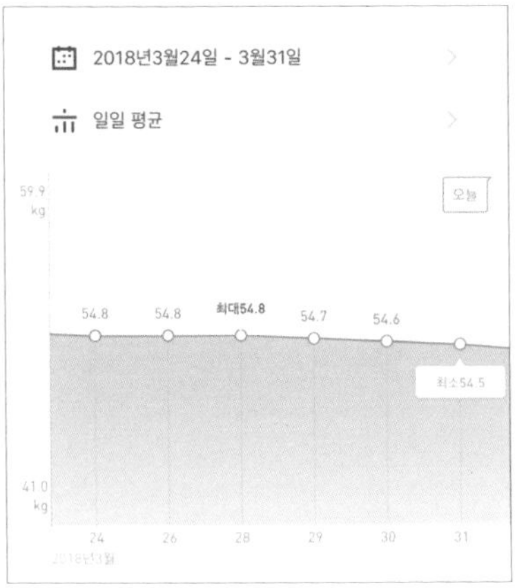

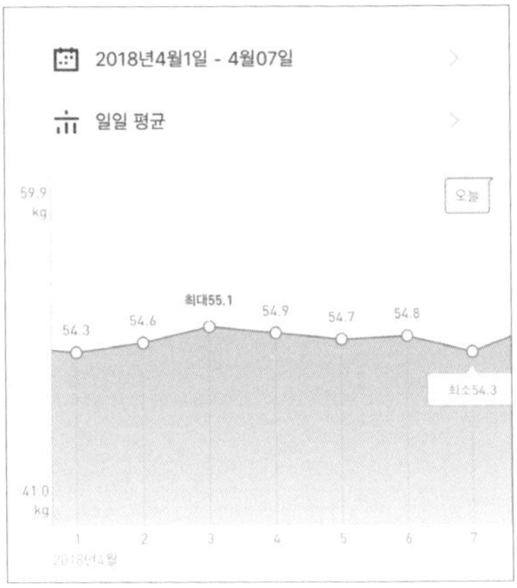

아침

아침 공복, 54킬로그램대에 머물러 있는 몸무게를 좀 더 빨리 빼고 싶은 생각에 L-카르니틴 보조제를 복용했다. 다이어트를 할 때 섭취하는 L-카르니틴은 운동을 병행해야 효과가 좋을 것 같다. 이번 주에 효과가 나타날지는 의문이다. 그동안 아침 공복 보조제로 먹어온 콜라겐과 프로바이오틱스를 L-카르니틴 한 가지로 변경했다.

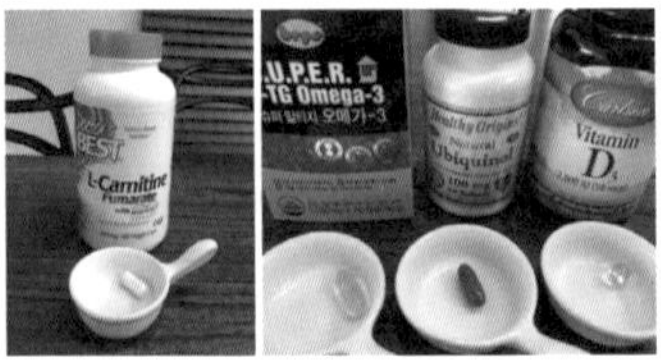

아침 공복 보조제

L-카르니틴

본격적인 아침 식사를 했다. 이름하여 '3PB 날씬균 아침 식사'. 날씬균 식사 메뉴를 고안해내기에 돌입했다. 첫 주를 스무디로 시작했다면 둘째 주에는 오트밀을 활용한 죽으로 시작했다. 아무래도 아침마다 밥을 먹던 버릇이 남아 있어 따뜻한 음식이 먹고 싶어서 생각해낸 것이다.

다이어트를 하는 사람들 사이에 오트밀이 선풍적인 인기를 끌고 있다. 하지만 대부분 시리얼처럼 우유나 요구르트에 불려서 차갑게 먹는데, 나는 된장을 첨가해 죽처럼 끓였다. 그냥 끓는 물에 오트밀을 넣고 된장을 풀어서 3분 정도 끓이기만 하면 된다. 삶은 달걀을 곁들이면 담백하고 든든한 아침 식사가 3분 만에 완성된다. 날씬균의 먹이인 프리바이오틱스 섬유질을 따뜻하게 섭취할 수 있는 좋은 방법이기도 하다. 아침을 늘 따뜻한 밥으로 먹던 사람이 다이어트를 손쉽게 시작할 수 있는 최고의 방법이다.

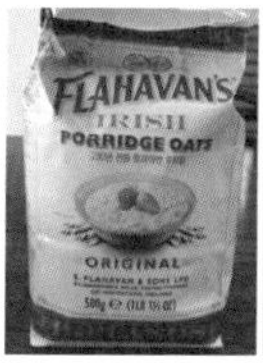

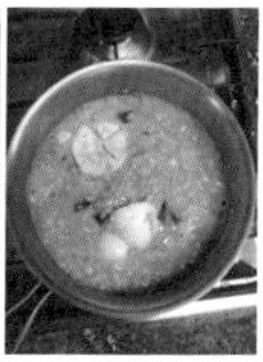

아침 식사

오트밀 된장죽 + 삶은 달걀

아침 식후 늘 복용하는 혈액순환 삼총사를 먹는다.

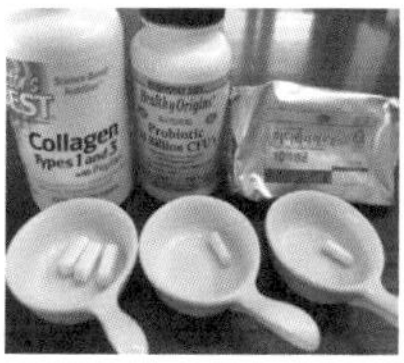

아침 식후 보조제

오메가-3 + 코엔자임Q10 + 비타민D

점심

아무래도 점심에는 약속이 많다. 혼자 밥을 먹으면 메뉴를 선정하기가 쉽지만 다른 사람들과 어울려 먹을 때는 민폐를 끼치게 될까 봐 고민스럽다. 우선 주변 사람들에게 다이어트를 시작했음을 알린다. 그리고 장 건강과 쾌변에도 도움이 되니 같이 식이섬유가 풍부한 식단을 먹자고 권한다. 다행히 건강을 위한 식단에 동참해주어 샐러드바나 채소 요리가 있는 베트남 음식점과 태국 음식점에서 약속을 잡을 수 있었다.

첫 주에는 두부 등의 단백질에 의존했던 것에 비하면 점점 채소의 비중을 늘려서 몸이 적응하는 과정에 들어갔다. 나처럼 채소를 즐기지 않던 사람이 갑자기 채식주의자처럼 식단을 바꿔버리면 입맛도 적응하기 어렵고 몸도 힘들어져 포기하기 쉽다. 몸과 타협하면서 서서히 바꿔나가야 한다. 흰 쌀밥이나 빵 같은 탄수화물을 단백질로 대체하는 것부터 시작해 서서히 채소를 곁들이는 것이 좋다.

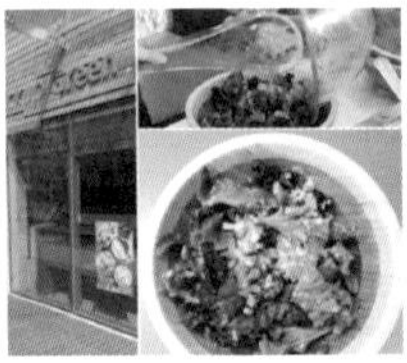

점심 식사

연어 샐러드

점심때 단백질이 아닌 채소를 많이 먹었으니 오후 3시쯤 되면 허기가 느껴진다. 몸이 지치거나 피곤해서 일상생활에 지장이 생기면 다이어트를 지속할 수 없다. 조금 천천히 빼더라도 오래 할 수 있는 다이어트여야 한다. 포만감도 느껴지고 맛도 있어서 몸에 기운을 불어넣을 날씬균 다이어트 간식이 필요하다. 통밀 크래커에 땅콩 버터를 듬뿍 발라서 먹었다. 얼린 블루베리도 1컵 정도 시원하게 먹었다. 시중에 파는 케피어 드링크 1병까지 마시니 만족스러운 간식이 된다.

맛도 있고, 배도 부르고, 날씬균을 쑥쑥 키워줄 프리바이오틱스, 프로바이오틱스, 포스트바이오틱스를 모두 갖춘 훌륭한 간식이다. 이런 간식 메뉴를 널리 전파해야겠다는 생각이 든다.

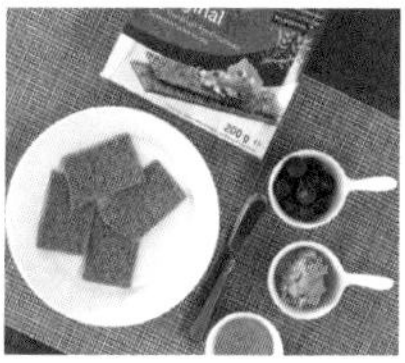

오후 간식

통밀 크래커, 땅콩 버터, 블루베리, 케피어 드링크

살을 빼야겠다는 의지를 가지고 탄수화물을 단백질로 대체하며 처음 일주일 만에 3킬로그램을 감량하고 나니 운동에 욕심이 나기 시작했다. 운동으로 살을 뺀다는 것을 믿지 않는다. 운동하고 나면 허기가 져서 더 많이 먹기 때문이다. 그래서 무리한 운동 말고 러닝머신에서 45분 정도 빨리 걸어보았다. 다이어트를 하기 전보다는 음식물 섭취가 줄어서 몸이 에너지를 비축하느라 제대로 칼로리가 소모되지 않을까 봐 걱정되었다. 지금은 에너지를 방출하여 대사를 높이는 시기라는 것을 내 몸에 알려주고자 가벼운 유산소 운동을 시작했다. 매일 하기는 무리고 3일에 한 번씩 시도하기로 했다. 내 운동의 목표는 살을 빼는 것이 아니라 몸의 혈액순환을 좋게 해서 대사 능력을 높이는 것이다.

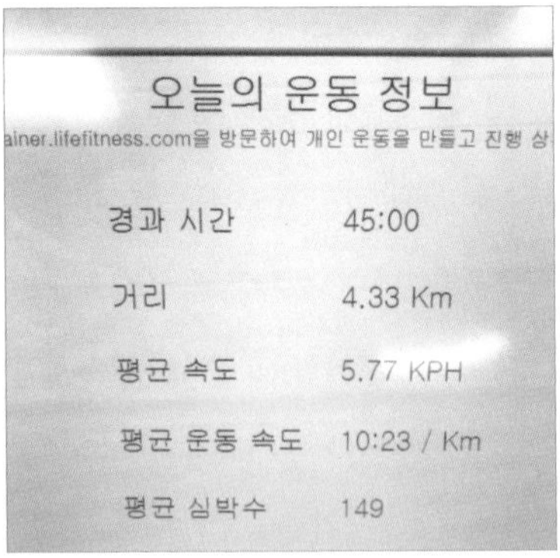

저녁

둘째 주는 저녁 식사로 닭가슴살을 많이 먹었다. 어린잎채소를 곁들여 치킨 샐러드를 만들어 먹기도 하고, 밥 대신 양배추를 수북이 쌓고 간장 소스를 뿌려 닭가슴살과 함께 먹었다. 고구마와 단호박을 삶아서 몇 조각씩 곁들이기도 했다. 식후에는 잊지 않고 식초 또는 콤부차를 마시면서 포스트바이오틱스까지 챙기려고 노력했다. 집에서 직접 만든 요거트에 발효식초 원액을 곁들여서 먹기도 했다.

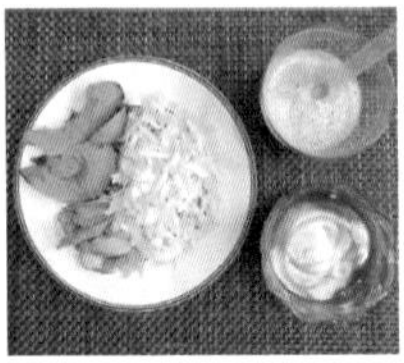

저녁 식사

양배추 닭가슴살 구이 + 찐 고구마 또는 찐 단호박 + 발효식초 요거트

저녁 식후 보조제

글루타티온 + 비타민C

2~3주 차 정리

다이어트를 시작한 사람들이 가장 많이 포기하는 시기가 2주 차 또는 3주 차로 접어들었을 때이다. 이 시기를 잘 넘기려고 몸과 타협하는 간식도 먹고, 혈액순환을 좋게 하려고 운동도 시작했다. 다이어트를 하기 전보다 저녁을 적게 먹기 때문에 아침에 일어나자마자 배가 고프다. 스무디 말고 제대로 된 음식이 먹고 싶었는데, 오트밀 죽을 한 식처럼 먹고 고비를 넘길 수 있었다.

3주 차에는 몸무게도 큰 변화 없이 54킬로그램대를 유지했고, 3PB를 챙겨 먹는 날씬균 다이어트 식단에 점차 적응해나갔다. 평소에 즐겨 먹던 초콜릿이나 케이크 같은 단 음식이 당길까 봐 걱정했다. 하지만 내 몸은 식이섬유가 풍부한 식단에 적응해나갔고 몸무게도 안정적으로 정착한 것 같다.

욕심내지 말고 몸을 서서히 적응시켜나가야 요요 현상 없는 건강한 다이어트를 할 수 있다는 확신이 든다.

| 2~3주 차 일과표 |

아침	공복	보조제: L-카르니틴
	식사	오트밀 된장죽
	식후	보조제: 오메가-3 + 코엔자임Q10 + 비타민D
점심	식사	연어 샐러드
	간식	통밀 크래커, 땅콩 버터, 블루베리, 케피어 드링크
	운동	러닝머신에서 빠르게 걷기 45분
저녁	식사	양배추 닭가슴살 구이, 찐 고구마, 찐 호박, 요거트
	식후	보조제: 글루타티온 + 비타민C

4~6주 차,
요요 걱정이 사라지다

날씬균 다이어트 5주 차에 접어들었다. 체중이 안정적으로 54킬로그램대에 머물렀던 지루한 시기가 지나고, 절대로 오지 않을 것 같던 53킬로그램을 맞이했다. 한 끼도 굶지 않는데 계속해서 체중이 줄어드는 것이 믿기지 않는다.

단 음식에 대한 욕구도 많이 줄었다. 날씬균들이 많이 증가하여 내 입맛을 제어하는 것이라고 믿어본다. 3PB 날씬균 식단에 대한 체계가 잡혀가고 간식 레시피도 많이 연구했다.

| 체중 변화 |

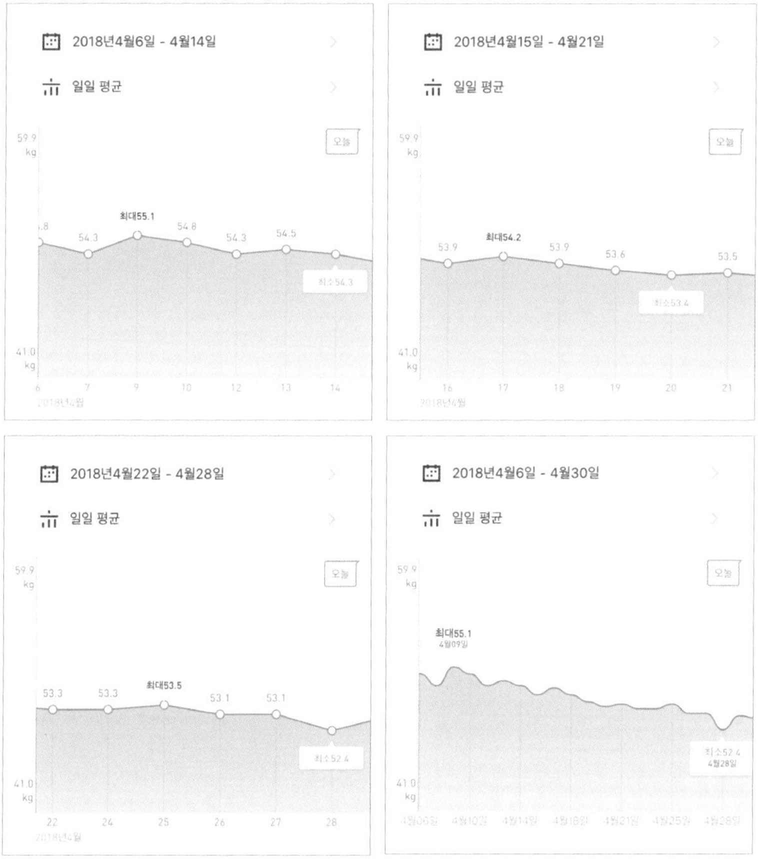

아침

아침 공복에 먹었던 L-카르니틴은 내 몸에서 받아들이지 않는 것 같아 일찌감치 중단했다. 운동을 많이 하지 않아서일까? 다이어트 보조제에 의존하려는 생각은 버려야겠다고 다짐해본다. 대신 아침 공복으로 프로바이오틱스를 섭취하기로 했다. 배가 고플까 봐 일찍 잠자리에 드니 밤에 먹는 보충제가 왠지 부담스럽게 느껴졌기 때문이다.

아침 공복 보조제

프로바이오틱스

몸이 날씬균 다이어트 식단에 적응되었는지 아니면 위가 줄었는지 이제 아침이 되어도 식욕이 당기지 않는다. 본격적으로 채소와 과일, 요구르트를 곁들인 3PB 날씬균 다이어트 식사를 시작했다.

몸이 귀찮고 시간이 없는 아침에는 3PB 날씬균 스무디를 만들어 마셨다. 스무디가 당기지 않는 날은 냉장고에 있는 사과, 토마토 등을 숭덩숭덩 자르고 버섯이나 가지를 올리브유에 살짝 구워 같이 먹었다. 삶은 달걀이나 삶은 오리알을 곁들이고 가끔 데친 두부나 낫토를 함께 먹기도 했다. 포스트바이오틱스를 섭취하기 위해서 발사믹 식초를 드레싱으로 뿌렸다.

과일과 채소를 씹어 먹는 것도 좋지만 3PB 날씬균 스무디를 이용하면 아마씨나 햄프시드를 즐길 수 있다. 스무디의 베이스로 쓰이는 두유나 아몬드브리즈, 코코넛 워터도 자연스럽게 섭취할 수 있다. 아무래도 하루 한 끼는 날씬균 스무디로 먹고, 채소나 과일을 요거트와 먹는 것은 간식이나 애피타이저로 해야겠다는 생각이 든다.

체중이 더 늘지는 않지만 53~54킬로그램대에 머무는 기간이 한

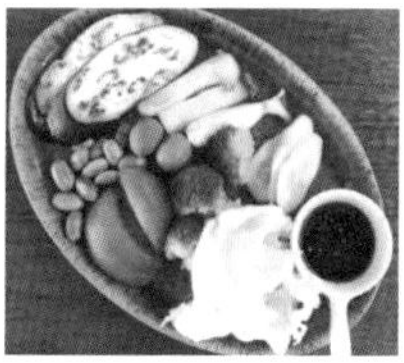

아침 식사

각종 채소와 구운 버섯, 과일

달 정도 지속되자 내 몸의 대사 능력에 의구심이 들기 시작했다. 지난주에 복용했던 L-카르니틴 같은 보조제는 제외하고, 가장 손쉽게 대사 속도를 높일 수 있는 방법을 생각하다 따뜻한(조금 뜨거운) 물을 수시로 마셔 몸의 체온을 높여보기로 했다. 오전 또는 오후에 한 차례 티타임을 가지는 것이다. 따뜻한 티를 2잔 정도 마시니 몸의 온도가 올라가서 왠지 살짝 후끈해지는 듯했다. 운동을 하지 않았는데도 마치 운동하고 나서 살짝 더운 느낌이었다. 목이 마르든 마르지 않든 출출하든 출출하지 않든 무조건 하루 한 번 티타임을 가지기로 했다.

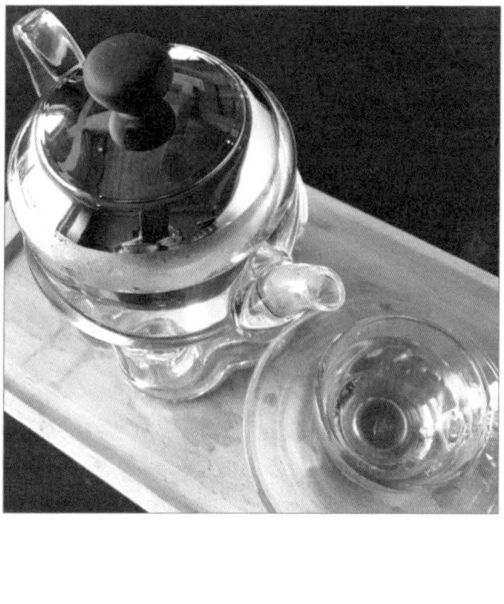

점심

점심 식사 약속이 늘어나서 거의 외식을 하게 되었다. 다이어트를 할 때 가장 괴로운 것이 외식 메뉴를 선택하는 일이다. 최대한 날씬균 다이어트 식단에 맞추려고 노력한다.

고민 끝에 선택한 스키야키나 샤브샤브는 다이어트에 도움이 되는 외식 메뉴다. 그리고 집에서 해 먹기도 쉽다. 단백질인 고기도 굽거나 튀긴 것이 아니라 삶아서 섭취할 수 있고, 갖가지 채소를 따뜻하게 익혀서 배불리 먹을 수 있다. 특히 날씬균의 먹이인 식이섬유는 뜨거운 온도에서도 파괴되지 않기 때문에 날씬균 다이어트 식단으로 아주 훌륭하다. 식후에는 발효 매실차나 콤부차 음료를 마시니 훌륭한 날씬균 다이어트 식사가 된다.

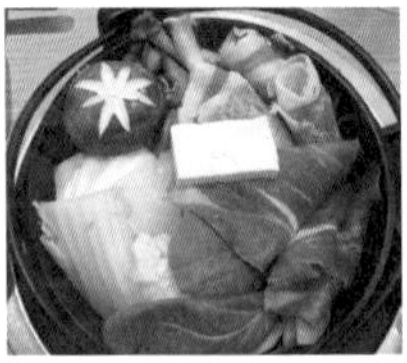

점심 식사

스키야키

점심 식후 보조제

오메가-3 + 코엔자임Q10 + 비타민D

체중이 3~4킬로그램 줄고 요요 현상 없이 유지하는 것을 본 지인들이 벌써부터 노하우를 알려달라고 한다. 날씬균을 키우고 있다는 말을 그저 농담으로 받아들이기도 한다. 날씬균의 먹이가 식이섬유이기 때문에 채소와 과일을 많이 먹으면 된다는 통속적인 이야기는 별로 도움이 될 것 같지 않아서 모두 관심을 가질 만한 '날씬균 다이어트 간식'을 만들어보기로 한다. 바로 날씬균의 먹이인 식이섬유를 맛있게 즐길 수 있는 '날씬균 코코넛 치아푸딩'이다.

달콤하고 탱글탱글한 푸딩은 누구나 좋아하지만 먹을수록 살이 찌고 당 수치를 높여 건강에 좋지 않다. 하지만 코코넛 밀크에 치아시드를 불려서 만드는 코코넛 치아푸딩은 먹을수록 날씬균이 증가하고 쾌변을 볼 수 있는 건강한 간식이다. 주변 사람들의 반응은 폭발적이었다. 치아시드를 처음 접하는 사람도 있었고, 채소가 날씬균의 먹이라는 것에는 별 관심이 없던 사람들도 치아푸딩에는 무척 관심을 보였다. 특히 치아푸딩을 먹고 물을 마시면 다음 날 쾌변을 볼 수 있어서 주변의 반응이 뜨거웠던 것 같다.

오후에 출출할 때 코코넛 치아푸딩을 먹으면 달짝지근하고 탱탱한 식감에 기분이 좋아지고 포만감도 생긴다. 너무 맛있어서 자칫 2~3개를 한꺼번에 먹으면 식사를 하지 못할 정도로 포만감이 크므로 1개만 먹도록 한다. 특히 변비가 있거나 간식을 포기할 수 없는 다이어터들에게 강력 추천한다.

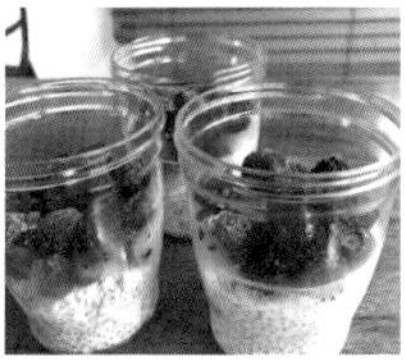

오후 간식

날씬균 코코넛 치아푸딩

저녁

초여름에 들어서면서 저녁에 약속이 많이 잡힌다. 더구나 날씨 탓에 맥주를 먹는 경우가 많다. 맥주술은 종류를 막론하고 날씬균의 적이다. 술이 들어오는 순간 날씬균이든 뚱뚱균이든 모든 균은 힘을 잃는다. 알코올은 원래 균을 소독하는 데 쓰이는 물질이기 때문이다.

하지만 좋은 사람들과의 모임을 포기할 수 없고, 다이어트를 시작했다는 이유로 남들에게 부담을 주기도 싫어서 가끔은 뚱뚱균의 먹이를 먹는다. 무리하게 욕심내지 않고 치킨과 맥주를 마시면서도 53~54킬로그램대를 유지하는 것을 목표로 정한다. 물론 기름진 안주를 최대한 줄이고 맥주를 마시는 날이면 취침 전에 프로바이오틱스를 2배로 섭취한다. 그런데 의외의 결과가 나왔다. 치킨에 맥주를 즐겼는데도 체중이 계속 줄어들어서 52킬로그램대에 진입한 것이다.

취침 전 보조제

마그네슘 + 프로바이오틱스

4~6주 차 정리

이제 보조제 섭취를 아침, 점심, 취침 전 3회로 줄였다. 아침 공복에 프로바이오틱스를 복용하고, 오메가-3와 코엔자임Q10, 비타민D는 점심 식사 후에 복용했다. 취침 전에는 근육의 피로를 풀어주고 숙면에 도움을 주는 마그네슘을 먹기 시작했다. 마그네슘을 먹어서인지 치아푸딩을 먹어서인지 매일 쾌변이 이어지고 있다. 하지만 늘 먹던 활성형 비타민B군을 먹지 않아서인지 왠지 피곤한 느낌도 들었다. 다음 주에는 보조제 설계를 또다시 수정해야겠다는 생각이 들었다.

이제 다이어트를 한다는 것을 내 몸이 인식했는지 간식이 많이 당기지 않고, 오히려 채소와 요구르트를 먹고 싶을 때도 있다.

술자리가 많아서 걱정했지만 뚱뚱균의 먹이를 많이 먹는다 하더라도 여기서 멈추지 말고 꾸준히 해보기로 했다. 내가 생각한 날씬균 다이어트 이론이 맞다면 한두 끼 정도 기름지고 탄수화물이 그득한 음식을 먹는다 하더라도 그다음 끼니에 날씬균 식단으로 먹으면 충분히 다이어트를 지속할 수 있으리라는 생각이 들었다. 그리고 확실히 나의 몸에서 변화가 일어나는 느낌을 받았다. 예전에는 프라이드 치킨을 먹고 나서도 속이 더부룩하지 않았는데 이제는 소화가 잘되지 않는 것 같다. 이런 먹이를 받아먹는 뚱뚱균이 감소했기 때문일 거라고 생각한다. 집에 오자마자 콤부차 또는 천연 발효식초를 마시면 금세 속이 가

| 4~6주 차 일과표 |

아침	공복	보조제: 프로바이오틱스
	식사	채소 구이와 과일
	식후	티타임
점심	식사	스키야키
	식후	보조제: 오메가-3 + 코엔자임Q10 + 비타민D
	간식	날씬균 코코넛 치아푸딩
저녁	식사	프라이드 치킨, 맥주
	식후	보조제: 마그네슘 + 프로바이오틱스

라앉고 편안해진다. 이런 나의 모습을 보고 남편은 물론 초등학생 아들도 콤부차를 같이 마시게 되었다.

격일로 맥주를 마시고 프라이드 치킨을 먹었는데도 내 몸무게는 52킬로그램대에 안정적으로 진입했다. 요요 걱정이 사라진 한 주였다.

7~10주 차,
피부가 좋아지다

날씬균 다이어트도 어느덧 9주 차에 접어들었다. 생리하기 직전이어서 가장 힘든 한 주였다. 많은 여성들이 생리 주기에 식욕이 당겨 다이어트의 어려움을 호소하곤 하는데 나도 별반 다르지 않다.

호르몬은 내 의지만큼이나 너무나도 강력하게 뿜어져 나왔다. 생리 직전에는 식욕이 왕성해지고 단 음식이 몹시 당긴다. 이러한 욕구가 호르몬 때문인 것을 인지하고 수시로 마인드 컨트롤을 했다. 그리고 몸이 최대한 스트레스를 받지 않도록 당도가 높은 바나나, 블루베리, 카카오 함량이 높은 초콜릿을 간식으로 먹으면서 날씬균 다이어트를 지속했다.

| 체중 변화 |

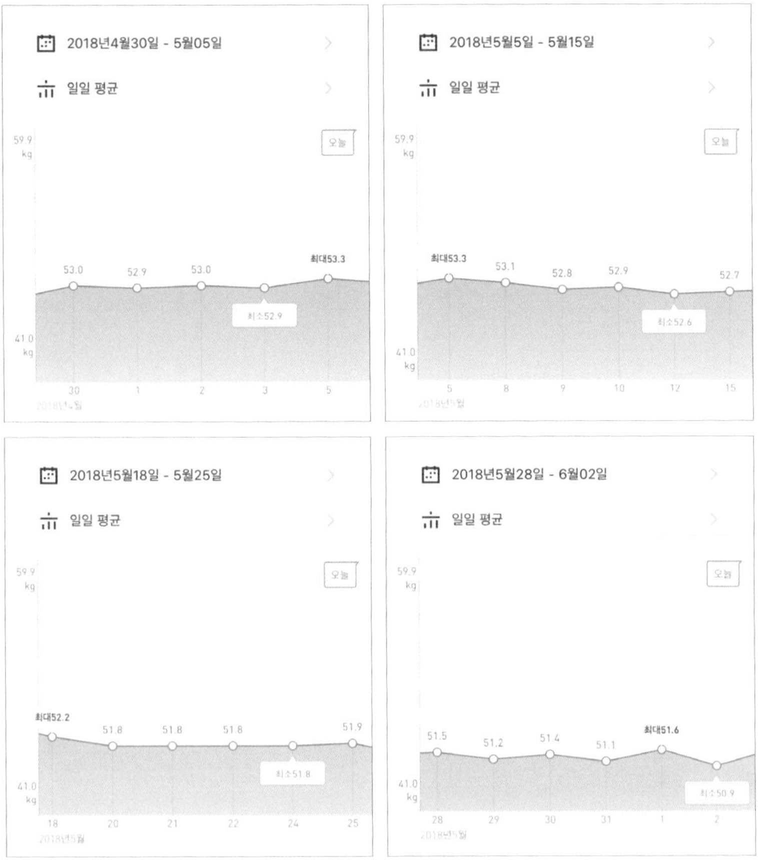

아침

하루 한 번, 따뜻한 차 한 잔을 마시는 티타임을 가진 것만으로도 대사가 활발해져서 다이어트의 속도가 붙는 것을 경험했다. 그래서 아예 매일 아침 눈을 뜨자마자 공복에 뜨거운 물이나 카페인이 없는 부

드러운 차를 마시기 시작했다.

공복에 체중을 측정하고 향긋하고 따뜻한 꽃차로 한 주를 시작한다. 특히 장미꽃과 비슷하게 생긴 해당화 꽃차는 색도 예쁘고 향긋해서 기분까지 좋아진다. 몸이 살짝 더워지면서 대사가 활발해지는 느낌이 들어 왠지 이번 주도 무사히 다이어트를 이어갈 수 있을 것 같다. 아침 공복 보조제 대신 이제는 따뜻한 물을 마신다.

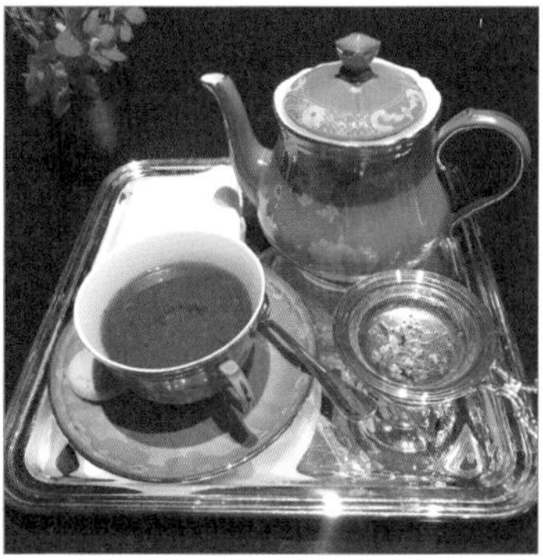

이번 주는 병아리콩을 으깨서 만든 허무스를 주로 먹었다. 단백질 보충이 필요하기 때문이다. 아침에는 사과와 샐러리에 허무스를 듬뿍 발라서 먹었다. 그리고 시중에 파는 케피어를 1컵씩 함께 마셨다. 케피어가 너무 달아서 망설여졌지만 다양한 균을 먹고 싶어서 계속 음용했다. 달지 않은 진정한 포스트바이오틱스의 절실함을 느낀다. 하지만 3PB를 충족하고 맛도 좋고 배도 부른 훌륭한 아침 식사였다.

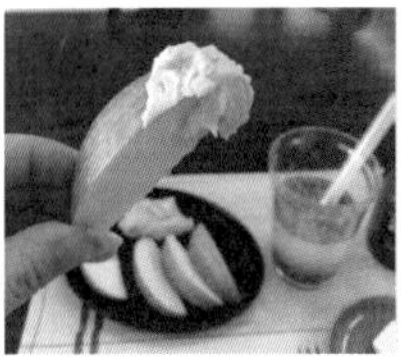

🍴 아침 식사

허무스

아침 식후 보조제로 혈액순환 삼총사를 다시 먹기 시작했다.

아침 식후 보조제

오메가-3 + 코엔자임Q10 + 비타민D

점심

이제는 어떤 메뉴를 먹더라도 날씬균 다이어트에 응용하는 노하우가 생겼다. 예를 들어 베트남 쌀국수는 면을 절반만 먹고 숙주를 2배로 넣어서 먹는다든지, 콩비지나 두부 요리는 흰 쌀밥은 최대한 먹지 않고 나물 반찬을 많이 먹는다. 뚱뚱균의 먹이인 단당류 탄수화물을 줄이고 채소나 단백질 위주로 대체하는 것이다. 이제는 흰 쌀밥이나 면을 많이 먹는 날이면 오히려 소화가 잘 안 되는 것 같다. 이 먹이들을 받아먹고 분해할 뚱뚱균들이 많이 없어져서 그럴 것이라는 긍정적인 생각을 해본다.

식후에는 요구르트 음료나 홍초를 마셨다. 의식적으로 3PB를 매 끼니마다 먹으려고 노력했다. 무리하게 굶지 않고 식단만 바꾸는데도 51킬로그램대에 접어들었기 때문에 이제 날씬균 다이어트 식단에 확신을 가지게 되었다. 이렇게 한 끼도 굶지 않으면서 계속 다이어트를 지속할 수 있어서 너무 행복하다.

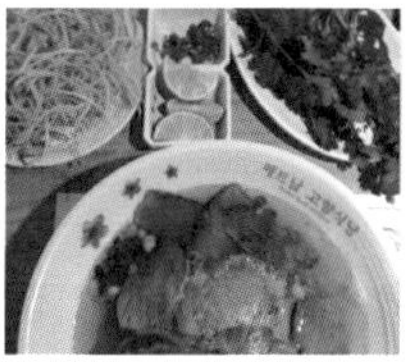

점심 식사

면을 줄이고 숙주를 더 첨가한 베트남 쌀국수

점심 식후에 비타민B군을 먹지 않았더니 피곤한 느낌이 강하게 들었다. 식단에 단백질이 늘어날수록 우리 몸에 호모시스테인이 축적되어 혈관을 공격할 수 있다. 이를 막아주는 중요한 영양소가 비타민B군이기 때문에 다시금 점심 식후 보조제로 선택하게 되었다. 날씬균 다이어트를 시작한 지 두 달이 지나자 나에게 꼭 필요한 보조제들이 추려지면서 윤곽이 잡혀나갔다.

점심 식후 보조제

비타민B군

오후 무렵 생리가 가까워져서인지 간식이 자꾸 당겨 얼린 과일을 먹었다. 아이스 망고, 아이스 딸기, 아이스 블루베리를 직접 만든 요거트에 곁들여서 간식이 생각날 때마다 먹었다. 바삭바삭한 식감의 과자가 먹고 싶을 때는 통밀 크래커에 허무스를 듬뿍 발라 먹었다.

날씬균 다이어트는 3PB가 풍부한 올바른 메뉴로 식단을 바꾸는 것이지, 간식을 제한하거나 굶는 것이 아니므로 먹고 싶은 것을 참을 필요가 없다. 식욕은 억누를수록 욕구가 더 강해지기 때문에 무조건 참기보다 메뉴를 조절하면서 내 몸과 타협하는 것이 좋다. 워낙 간식을 좋아하는 나는 간식을 먹지 않기보다 3PB에 충실한 간식으로 바꾸기로 했다. 어차피 다이어트는 장기전이다.

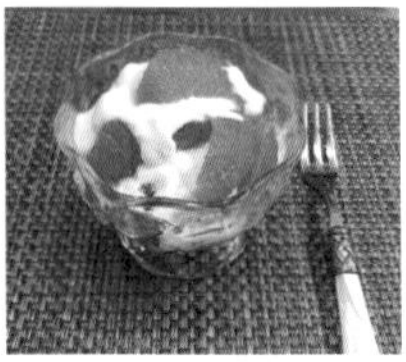

오후 간식

요거트를 곁들인 자몽

저녁

저녁으로 낫토를 현미밥에 비벼서 삶은 양배추에 싸 먹기도 하고, 닭가슴살을 구워서 양배추채를 배불리 먹기도 했다. 맵고 짠 음식들이 아니어서 슬슬 싫증이 나고 맛이 없으니 자꾸 음식을 남기게 된다. 이렇게 음식을 남기다 보면 늦은 시간에 꼭 출출해진다. 이럴 때는 통곡물 그래놀라나 크래커 한 주먹을 집에서 만든 요거트에 비벼 먹으면 훌륭한 날씬균 간식이 된다. 단것이 당기면 여기에 다크초콜릿 한두

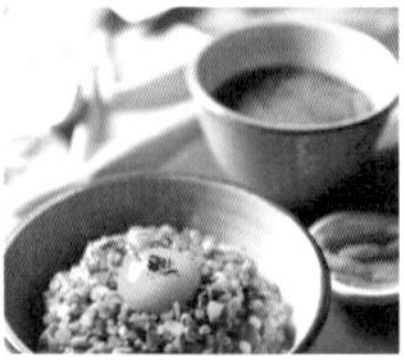

저녁 식사

낫토 현미밥

조각을 곁들이면 된다. 이렇게 맛있는 간식까지 먹으면서 살을 뺄 수 있다니, 얼른 사람들에게 날씬균 다이어트를 알려주고 싶다.

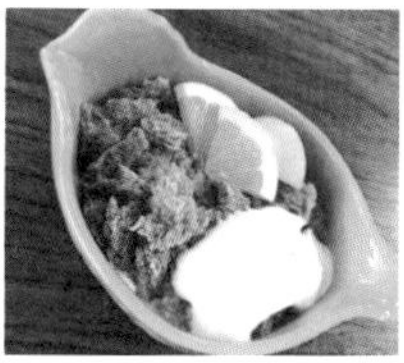

저녁 간식

통곡물 그래놀라 요거트

저녁 식후 보조제로 프로바이오틱스와 마그네슘이 거의 고정되었다. 마그네슘을 복용한 후로 확실히 숙면을 취할 수 있고 몸 컨디션도 상당히 좋다.

저녁 보조제

프로바이오틱스 + 마그네슘

7~10주 차 정리

4월 말에서 5월 말까지 다이어트를 하는 나에게는 모험 같은 기간이었다. 내 생일과 아들의 생일까지 있어 거나한 밥상은 물론 케이크도 자주 먹었다. 또한 5월은 가정의 달이어서 가족 모임도 많았다. 어차피 먹어야 할 음식이라면 뚱뚱균의 먹이일지라도 맛있고 즐겁게 먹기로 했다. 단, 식이섬유를 더 많이 먹고 콤부차와 식초를 더 자주 마시겠다는 확고한 원칙을 세웠다.

어떤 레스토랑에 가든 샐러드와 채소 위주의 음식을 주문해서 의무적으로 먹으려고 노력했다. 물론 고기나 피자도 먹는다. 식이섬유를 충분히 먹으면 고열량식이라 하더라도 날씬균이 줄어들지 않는다는 것을 믿는다.

만나는 사람들마다 날씬해졌다고 칭찬해주면서 날씬균 다이어트 식단에 관심을 보였다. 특히 피부가 좋아 보인다는 말을 많이 들었는데, 예전에 비해 피부가 확실히 윤기가 나고 건강해 보인다. 특히 생리가 시작될 때쯤이면 으레 뾰루지 1~2개가 솟는데, 이번에는 날씬균 식단을 시작한 덕분에 뾰루지가 생기지 않고 피부도 좋다. 음식을 가려 먹으면 다이어트는 물론 피부까지 좋아지니 놀랍고 만족스럽다.

| 7~10주 차 일과표 |

아침	공복	따뜻한 꽃차
	식사	허무스를 바른 사과와 샐러리, 케피어
	식후	보조제: 오메가-3 + 코엔자임Q10 + 비타민D
점심	식사	(면을 줄이고 숙주를 더 첨가한) 베트남 쌀국수
	식후	보조제: 비타민B군
	간식	요거트에 넣은 자몽
저녁	식사	낫토 현미밥
	식후	통곡물 그래놀라 요거트
취침 전	공복	보조제: 프로바이오틱스 + 마그네슘

11~15주 차, 배불리 먹어도 계속 살이 빠지다

봄에 느닷없이 시작한 날씬균 다이어트는 어느덧 여름으로 계절이 바뀌어도 계속되었다. 나를 실험 모델 삼아서 시작한 다이어트였기에 얼마 동안 얼마만큼의 체중이 감량될지 가늠할 수 없었다. 그저 건강한 방법으로 조금이라도 살을 뺄 수 있으면 좋겠다는 마음으로 시작했는데, 마흔 살이 넘은 이 나이에 40킬로그램대의 몸무게를 만나는 기적 같은 일이 생겼다. 나의 날씬균이 뚱뚱균을 제압하고 완전히 내 장속을 점령한 것 같다.

| 체중 변화 |

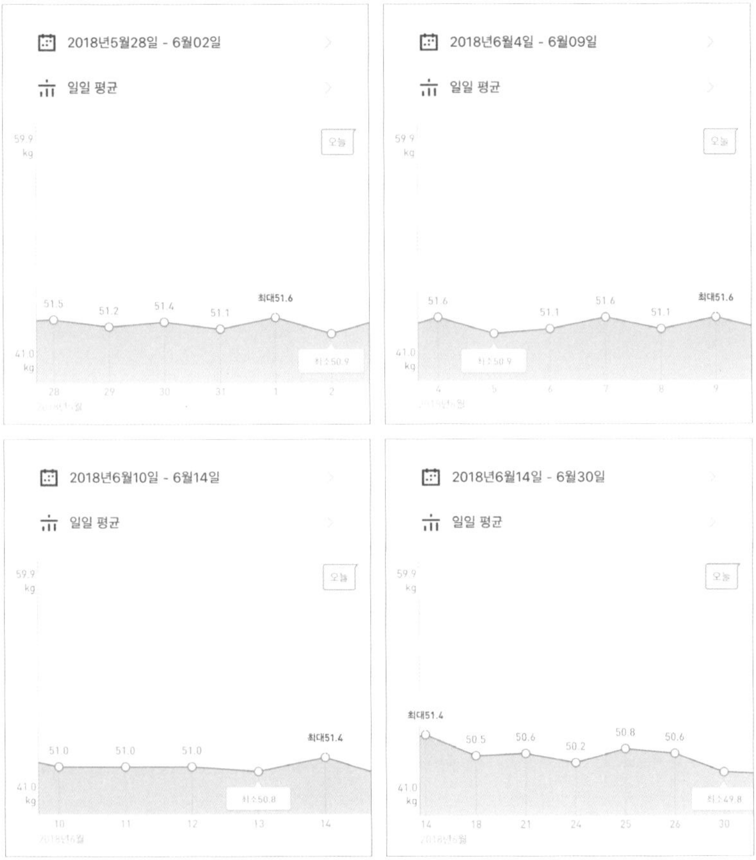

이번 주간에는 밥을 중심으로 식단을 구성하여 점심과 저녁 식사를 현미밥으로 대체해보았다. 날씬균 다이어트는 요요가 없고 지속 가능한 것이 특징이므로 밥이 주식인 경우를 대비해야 한다. 흰 쌀밥을 100퍼센트 현미밥으로 대체하면 살이 찌지 않을 것으로 예상한다. 제프리 고든 박사 팀이 쥐를 가지고 한 실험에서 고열량식만 먹인 경우

에는 장내 날씬균의 비율이 감소했지만, 고열량식과 식이섬유를 함께 먹인 경우에는 날씬균의 비율이 다시 증가했다. 식이섬유로 완전하게 둘러싸인 현미는 밥을 주식으로 하면서 날씬균 다이어트를 하는 나에게 정말 감사한 식품이다.

아침에 눈을 뜨고 가장 먼저 따뜻한 물을 마시러 주방으로 향한다. 차가 아닌 그냥 뜨거운 물을 2컵씩 마시고 하루를 시작한다. 차를 우리는 것이 귀찮기도 하지만 차 우리는 것에 집착하다 따뜻한 물을 마시지 않으면 안 된다는 생각에 물로 바꿨는데 오히려 몸에 더 잘 받는 느낌이다. 50킬로그램을 안정적으로 유지하는 중이어서 더운 여름 날씨에도 뜨거운 물을 마시는 것이 그리 힘들지 않다.

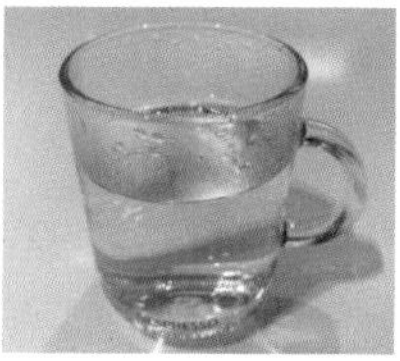

아침 공복

뜨거운 물 2컵

아침

새송이버섯과 아스파라거스를 구워 집에서 만든 요거트와 함께 먹었다. 그리고 구운 달걀 하나와 아메리카노를 마셨다. 몇 주간은 날씬균 먹이 메뉴를 고민하기 싫어서 거의 버섯과 아스파라거스 구이를 주로 먹었다. 물론 가지를 곁들이거나 파프리카를 같이 먹기도했다. 이런 채소 구이는 매일 먹어도 질리지 않다. 이제는 아침으로 국과 밥과 반찬을 먹는 것이 오히려 위에 부담스러울 것 같다는 생각마저 들었다. 평소에 버섯을 좋아하지 않는다고 생각했는데, 이렇게 구운 버섯을 매일 맛있게 먹는 날이 오리라고는 생각지도 못했다.

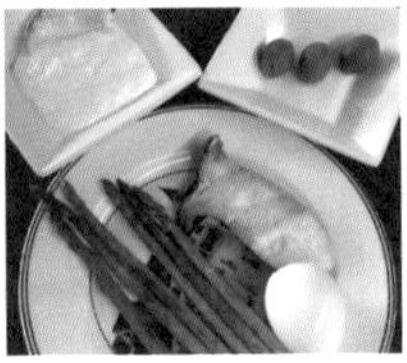

아침 식사

구운 아스파라거스와 새송이버섯, 요거트, 삶은 달걀

사람마다 필요한 보조제가 다른 것은 당연하다. 그리고 같은 사람이라 하더라도 현재의 건강 상태에 따라 필요한 영양소가 다르다. 다이어트를 결심했다면 매일 아침 식사 후에 섭취하는 일명 혈액순환 삼총사를 적극 권한다. 사실 혈액순환의 의미보다 굳어진 세포의 유동성을 좋게 하여 대사율을 높이고 에너지를 생성하는 동시에 항산화 기능도 하고, 내장지방의 감소에도 도움이 되는 보조제들이다.

다이어트를 떠나서 30대에 접어들었다면 3가지 보조제는 친구로 삼아도 좋다.

아침 식후 보조제

오메가-3 + 코엔자임Q10 + 비타민D

평생 운동을 안 했고 이번 다이어트 기간에도 러닝머신에서 40분 정도 빠르게 걷는 것이 전부였던 내가 헬스클럽에서 드디어 PT를 등

록했다. 러닝머신 위에서 40분씩 걷는 것도 슬슬 지겹고, 급속도로 살이 빠지고 있는 몸매에 탄력을 붙이고 싶었다. 하지만 처음 받아본 PT는 볼륨 있고 늘씬한 몸매를 만들어줄 것이라는 기대와는 달리 단지 기초 체력을 다지는 운동이었다.

일단 간단한 스트레칭으로 운동을 시작한다. 스쿼트를 10회 정도 하고 팔 벌려 뛰기 10회를 3세트 반복한다. 처음 해보는 스쿼트라서 자세를 제대로 잡기가 무척 힘들었다. 복부와 허벅지에 힘이 많이 들어갔다. 스트레칭과 스쿼트를 하니 30분이 지나갔다. 이 패턴으로 주 2회 운동을 하기로 했다.

점심

점심과 저녁으로 100퍼센트 현미밥을 시도해보았다. 흰 쌀밥은 혈당을 빠르게 올리는 탄수화물 폭탄일 뿐만 아니라 식이섬유가 거의 없어서 날씬균의 먹이 역할을 할 수 없다. 그래서 식이섬유로 완벽하게 둘러싸인 100퍼센트 현미를 먹기로 했다. 고열량식을 먹더라도 식이섬유를 같이 먹으면 날씬균이 계속 증식할 수 있기 때문에 이 이론이 맞다면 현미밥을 먹더라도 살이 찌지 않을 것이다.

발아현미가 아닌 유기농 현미로 밥을 지으니 찰기가 없다. 현미밥을 한꺼번에 많이 해서 한 번 먹을 분량씩 나눠 냉동고에 보관해두었다가 그때그때 데워 먹기로 한다.

공생균 연구소에 출근할 때도 얼린 현미밥을 가지고 가서 점심시간에 연구소 사람들과 함께 식당에서 나온 밥 대신 먹는다. 제육볶음도 현미밥을 같이 상추에 싸서 먹는다. 크게 불편하지도 않고 다이어트를 하면서 밥을 배불리 먹을 수 있어서 뿌듯하다.

더구나 냉동고에 얼리니 상할 염려가 없고, 전자레인지에 2분만 데우면 된다.

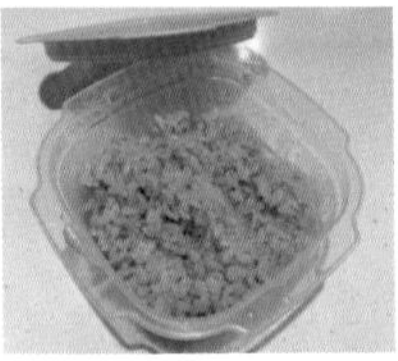

점심 식사

현미밥과 김치찌개, 달걀찜, 콤부차

다이어트를 한다고 하면 대체로 먹는 양부터 줄인다. 하지만 나는 쌀밥을 현미밥으로 대체하고 채소와 버섯 등 식이섬유가 풍부한 음식들을 충분히 먹는다. 이런 방식으로 다이어트에 성공한 것을 보고 주위 사람들이 신기해하며 날씬균 다이어트에 관심을 보이기 시작했다.

주위 사람들의 반응에 몹시 뿌듯한 마음이 들었다. 식사 때마다 쾌변은 물론 피부까지 좋아지는 날씬균 다이어트 비법을 공유하느라 바쁘다. 특히 식후에 마시는 커피 대신 이제는 자연스럽게 콤부차를 마시는 지인들이 늘어간다.

점심 식후 보조제

비타민B군

저녁

집에서 저녁 식사를 할 때는 갖가지 쌈채소를 준비해서 두부조림이나 가지무침과 함께 생된장을 듬뿍 넣어 쌈밥을 먹는 것이 내가 가장 즐기는 날씬균 다이어트 저녁 식사다.

밥을 즐겨 먹는 사람들이 날씬균 다이어트를 해야 할 때, 날씬균의 먹이로 샐러드나 나물만 생각하기 쉬운데 이렇게 쌀밥만 현미밥으로 바꿔도 간단하게 해결된다.

이번 주 내내 점심과 저녁에 현미밥을 충분히 먹었는데도 체중은 늘지 않고 오히려 계속 감소하고 있다. 날씬균 다이어트에 확신이 생겼다.

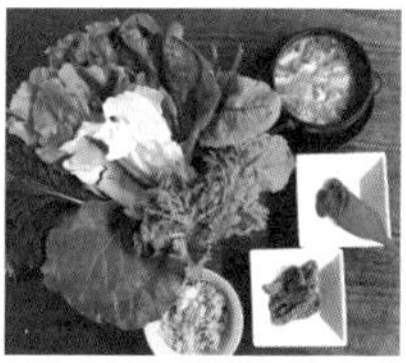

저녁 식사

현미밥, 쌈채소, 두부된장찌개

저녁 식후 보조제

마그네슘 + 프로바이오틱스

11~15주 차 정리

날씬균 다이어트는 계속되고 있지만 목표를 이미 이뤘다. 52킬로그램 정도의 몸무게를 원했으므로 일찌감치 목표를 달성한 것이다. 다만 내가 개발한 날씬균 다이어트가 얼마나 효과적인지를 알아보고자 계속해나가고 있다.

굶는 다이어트가 아니기 때문에 지속하기 힘들지 않고 더욱이 장 건강을 비롯하여 피부까지 좋아져서 이제는 날씬균 다이어트 식단을 포기할 수가 없다. 굶어야 하거나 한 가지 음식만 먹어야 하는 다이어트였다면 석 달 이상 계속하지 못했을 것이다. 하지만 식당에서 메뉴를 고르듯 음식을 선별하여 뚱뚱균의 먹이는 피하고 날씬균의 먹이를 많이 먹는 방법이므로 크게 어렵지 않았다. 더불어 장 건강이 좋아져서 면역력이 높아졌기 때문인지 봄이면 어김없이 찾아오던 알레르기성 비염도 없어졌다.

신기하게도 요즘 들어서는 변에서 냄새도 거의 안 나고, 피부도 엄청 맑아졌다. 몸이 슬림해진 것은 물론 얼굴선도 갸름해지고 피부도 윤기가 나자 주변에서는 다이어트가 최고의 성형이라면서 노하우를 공개하라는 요청이 쇄도했다.

아직 제품을 만든 것도 아니고 '3PB 날씬균 스무디' 레시피가 겨우

| 11~15주 차 일과표 |

아침	공복	뜨거운 물 2컵
	식사	구운 버섯과 아스파라거스, 요거트, 삶은 달걀
	식후	보조제: 오메가-3 + 코엔자임Q10 + 비타민D
	운동	스쿼트와 스트레칭
점심	식사	현미밥과 김치찌개, 달걀찜, 콤부차
	식후	보조제: 비타민B군
저녁	식사	현미밥과 쌈채소, 두부된장찌개
	식후	보조제: 프로바이오틱스 + 마그네슘

완성되었을 뿐이어서 날씬균 다이어트 이론만 열심히 전파 중이다. 사람들이 날씬균의 먹이를 제품으로 만들어달라고 할 때마다 뿌듯하고 보람을 느낀다.

굶는 다이어트를 하는 사람들에게 굶지 말고 음식을 가려서 먹기만 해도 살이 빠진다는 것을 꼭 알리고 싶다.

16주 차,
날씬균이 정착하다

사실 날씬균 다이어트는 건강한 방법으로 살을 빼고 싶어서 만든 방법이기 때문에 '얼마 동안 얼마나 살을 뺄 수 있는지'도 모른 채 무작정 시도해본 것이다.

그동안의 결과를 살펴보니 나처럼 고도비만이 아닌 통통한 사람들은 4주 정도 하면 4.5킬로그램 정도를 감량할 수 있고, 8주 정도 하면 6킬로그램 정도 감량할 수 있을 듯하다.

특히 날씬균 다이어트는 몸이 줄어든 체중에 적응하는 기간이 1~2주 정도 걸리지만 한번 빠시면 다시 찌지 않는, 요요 현상이 전혀 나타나지 않는 다이어트다. 몸은 줄어든 체중에 무리 없이 적응해나가고, 체중은 큰 폭으로 변하기보다 꾸준히 하향 곡선을 그려나간다.

어느덧 네 달 동안 다이어트를 하면서 날씬균 다이어트 프로그램의 체계가 갖춰졌다. 그래서 16주 차는 항목별로 간단하게 기술해보려고 한다.

아침 공복

아침에 눈을 뜨자마자 따뜻한 물 2컵으로 하루를 시작한다. 맹물을 마시기 힘들다면 은은하게 우린 따뜻한 꽃잎차도 좋다. 하루 동안 움직일 나의 몸을 예열하는 워밍업 단계이자 활발한 대사를 위한 스타트 버튼이다.

아침 식사

매일 아침에 먹는 날씬균 스무디 레시피가 드디어 완성되었다. 지난 세 달 동안 다양한 재료를 가지고 이런저런 조합을 해본 결과, 가장 효과가 좋고 핵심적인 재료들을 선별했다.

일반적으로 과일과 채소만 넣고 갈아 마시는 스무디는 프리바이오틱스만 섭취하지만, 날씬균 다이어트 스무디는 3PB를 온전히 만족시키는 차별화된 스무디다.

프리바이오틱스, 프로바이오틱스, 포스트바이오틱스를 모두 갖춘 일명 '3PB 날씬균 스무디'에는 채소와 과일 외에 5가지 핵심 재료가 들어간다.

5가지 핵심 재료는 강황가루, 아마씨, 프로바이오틱스 파우더, 콤부차, 코코넛 워터이다. 특히 콤부차는 당이 전혀 첨가되지 않은 원액이어야 한다.

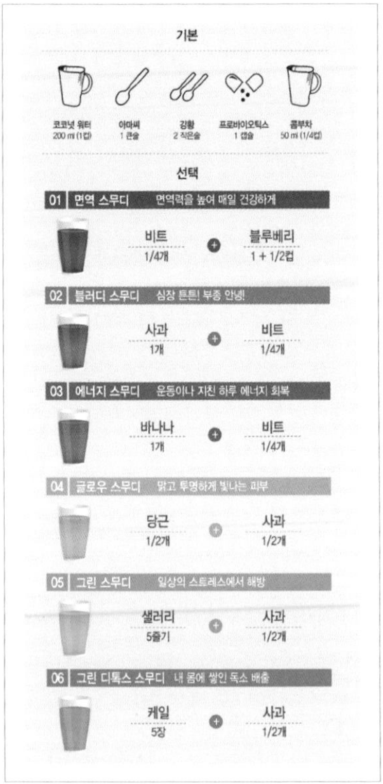
기본
코코넛 워터
200 ml (1컵)
아마씨
1 큰술
강황
2 작은술
프로바이오틱스
1 캡슐
콤부차
50 ml (1/4컵)
선택
01 면역 스무디 면역력을 높여 매일 건강하게
비트 1/4개 + 블루베리 1 + 1/2컵
02 블러디 스무디 심장 튼튼! 부종 안녕!
사과 1개 + 비트 1/4개
03 에너지 스무디 운동이나 지친 하루 에너지 회복
바나나 1개 + 비트 1/4개
04 글로우 스무디 맑고 투명하게 빛나는 피부
당근 1/2개 + 사과 1/2개
05 그린 스무디 일상의 스트레스에서 해방
샐러리 5줄기 + 사과 1/2개
06 그린 디톡스 스무디 내 몸에 쌓인 독소 배출
케일 5장 + 사과 1/2개

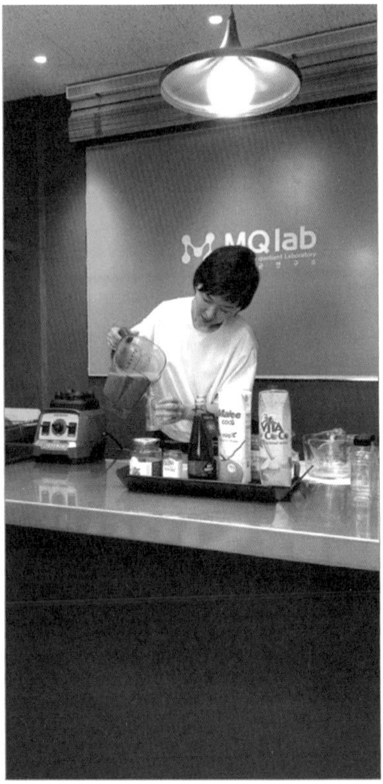
MQ lab

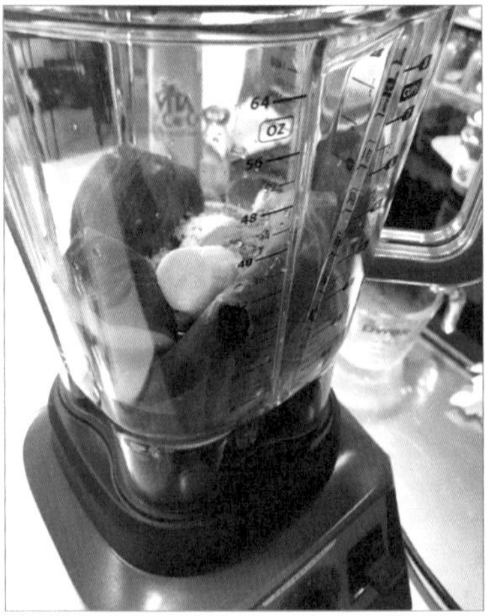

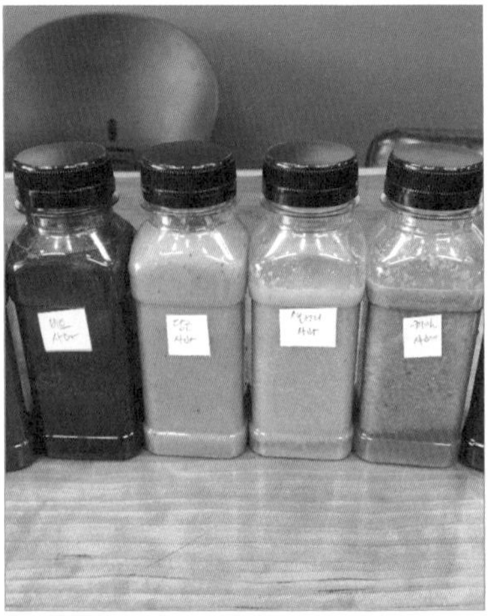

점심 식사

점심은 거의 집에서 먹는 날이 드물다. 일하러 나가거나 식사 약속이 계속 잡힌다. 초여름에 다이어트를 하니 샐러드가 어울리는 날씨여서 다행이라는 생각이 든다. 점심 식사 약속을 한 사람들도 샐러드를 먹자고 하면 기꺼이 받아들인다. 처음에는 샐러드바에서 닭가슴살 샐러드를 즐겨 먹었는데 요즘은 연어나 아보카도가 더 입에 맞는다.

오후 간식

3시에서 4시쯤이면 어김없이 출출하다. 많이 출출할 때는 구운 달걀을 먹는다. 그리고 따뜻한 메밀차를 두세 잔 마시면 금방 배가 든든하다. 단것이 당길 때는 다크초콜릿을 한두 조각 먹는다. 카카오 함량이 80퍼센트가 넘는 다크초콜릿을 선택하는 것이 핵심이다. 설탕 함유량이 적기도 하지만 쓴 초콜릿을 먹고 나면 입맛이 달아나서 더 이상 어떤 음식도 먹고 싶지 않다.

저녁 식사

배추와 청경채만 있으면 만들 수 있는 샤브샤브는 단골 저녁 메뉴다. 익혀 먹는 배추를 지금은 너무나 좋아하게 되었다. 쯔유를 섞은 다시국물을 팔팔 끓여서 숭덩숭덩 자른 배추와 청경채, 두부를 넣으면 맛있고 배부른 날씬균 다이어트 식단이 된다. 나는 배추 80퍼센트, 청경채 10퍼센트, 두부 10퍼센트 비율로 먹는다.

운동

운동은 거의 하지 않는다. 다이어트 초반에는 러닝머신 위에서 빠르게 걷기도 하고, 잠깐 PT 수업을 받으면서 근력 운동도 했다. 하지만 요즘에는 집에서 가끔 스쿼트를 하는 것이 전부다. 이것도 체중 감량보다 허벅지를 강화하기 위해서다. 운동은 체중 감량에 큰 효과가 없다.

보조제

보조제의 효과를 믿기 때문에 많은 종류를 섭취한다. 아침에 오메가-3와 코엔자임Q10, 비타민D를 꾸준히 섭취한다. 비타민B군은 생각나면 먹는데, 점심 식사를 주로 밖에서 하니 자주 거르게 된다. 절대 거르지 않는 보조제는 밤에 자기 전에 섭취하는 프로바이오틱스와 마그네슘이다. 이 2가지는 다이어트를 하는 사람에게 무조건 강력 추천한다.

마흔 살이 넘어서 살을 빼면 주름이 자글거리거나 피부가 푸석푸석해지고 얼굴 톤이 어두워지는 경우가 많다. 이것은 영양분이 공급되지 않고 수분이 빠져나가기 때문이다. 살을 빼면 더 건강해지고 더 예뻐져야 하는데 오히려 더 늙는다면 살을 빼는 것이 무슨 의미가 있겠는가.

52킬로그램이 되자 바지 사이즈가 55로 바뀌었고, 청바지를 입은 라인도 달라 보였다. 살만 빠졌을 뿐 헤어스타일은 그대로인데 더 어려 보인다고 한다. 49킬로그램대가 되자 얼굴이 갸름하다 못해 V라인이 되었고 절대 빠지지 않을 것 같던 팔뚝살이 사라졌다. 팔뚝살이 사라지니 확연하게 젊어 보였다. 나잇살이라는 말이 괜히 있는 것이 아니었다. 날씬균을 키운 보람을 매일매일 옷을 입을 때마다 느낀다.

약국에서 유산균 제품에 대해 상담할 때도 4주 이상은 꾸준히 복용해야 장에서 잘 정착할 수 있다고 말했다. 나의 날씬균도 16주 동안 열심히 키워주었더니 어느덧 나의 장에서 잘 안착하여 강력한 세력을 형성한 모양이다. 이제 나의 다이어트는 날씬균들이 알아서 해주리라 믿는다.

16주 차 이후,
날씬균 다이어트가 일상이 되다

드디어 나만의 날씬균 다이어트를 시작한 지 16주가 되었다. 4개월 동안 포기하지 않고 꾸준히 다이어트를 해왔다. 굶는다거나 무리한 운동을 해야 하는 다이어트였다면 편안하게 일상생활을 유지하면서 계속할 수 없었을 것이다.

그리고 나는 뜻하지 않게 46킬로그램이라는 몸무게를 가지게 되었다. 날씬균 다이어트를 시작한 지 만 3개월째 되던 시점에 40킬로그램대에 진입했고, 요요 현상 없이 계속 유지해나가고 있다.

일상이 크게 달라지지 않았다. 아침에 일어나서 공복에 따뜻한 물을 마시는 것으로 하루를 시작한다. 그리고 날씬균의 먹이를 주식으로 식사를 한다.

간단하게 샐러드를 먹는 날도 있고, 날씬균 스무디를 만들어서 구운 달걀과 함께 먹기도 하고, 버섯을 구워 먹을 때도 있다. 이제는 식이섬유로 이루어진 식단이 입맛에 맞는다. 신맛이 싫어서 과일도 잘 먹지 않던 내가 시큼한 콤부차를 매일 맛있게 마신다.

오전에 느껴지는 약간의 출출함을 따뜻하고 향긋한 차 한 잔으로 달랜다. 어느새 오전 티타임도 자연스러운 일상이 되어간다. 이렇게 수분을 틈틈이 보충해서인지 평소보다 화장실 가는 횟수도 늘어나고 몸의 순환도 좋아진 것을 느낀다.

외식을 주로 해야 하는 점심에도 큰 고민이 없다. 처음 날씬균 다이어트를 시작할 당시에는 어쩔 수 없이 뚱뚱균의 먹이도 곧잘 먹곤 했다. 하지만 이제는 요령이 생겨서 되도록 흰 쌀이나 흰 밀가루로 만든 메뉴는 피하고 단백질과 식이섬유가 풍부한 메뉴로 끼니를 해결한다. 채소 스틱을 휴대하기도 하고, 밥이 생각날 때는 100퍼센트 현미밥에 두부나 낫토를 먹으면서 날씬균을 키워나가는 식단을 즐긴다.

날씬균 다이어트를 4개월 정도 지속하니 이제는 위가 줄어든 느낌이다. 오후 4시만 되면 항상 당이 떨어진 듯 몹시 피곤함을 느끼고 간식이 당겼는데 이제는 그런 허기가 사라졌다. 간식도 크게 당기지 않아 그냥 지나치는 경우가 많다. 그저 따뜻한 메밀차를 한두 잔 마시거나 아몬드를 두세 알 먹는다.

저녁 식사로는 식이섬유가 풍부한 배추를 자주 먹는다. 배추 한 통이면 양도 많고 여러 가지 간편한 요리를 하기에 좋다. 육수를 끓여서 쇠고기와 같이 샤브샤브를 하고, 두부나 쇠고기와 함께 기름에 볶아서 먹는다. 현미밥에 된장을 넣어 배추쌈을 먹기도 한다. 날씬균이 좋아하는 식이섬유를 배추로 충분히 공급해준다. 매일 무엇을 먹을지 고민된다면 배추를 강력히 추천한다.

우리 집에 방문한 사람들은 식탁 위에 놓인 수십 가지 보조제를 보고 놀라곤 한다. 물론 이 많은 보조제를 한꺼번에 섭취하는 것은 아니다. 한 제품을 꾸준히 먹기보다는 몸 상태를 봐가면서 필요할 때마다 보충하고 있다.

날씬균 다이어트를 하는 동안 꾸준히 먹은 보조제가 바로 오메가-3와 코엔자임Q10, 비타민D와 비타민B군, 마그네슘과 프로바이오틱스 6가지다.

전신 순환을 도와주고, 날씬균에게 힘을 주며, 충분한 숙면과 쾌변을 도와주는 보조제를 꼭 섭취할 것을 권한다.

약국에서 건강식품에 대해 상담할 때 자주 했던 말이 생각난다. "몸에 좋은 것을 먹기에 앞서 몸에 안 좋은 것을 자제하세요." 다이어트도 같은 맥락이다. "날씬해지는 음식을 찾아서 먹기에 앞서 뚱뚱해지는 음식부터 자제해야 한다."

몇십 년 동안 내 몸속에 굳건히 자리 잡고 있던 뚱뚱균들이 힘을 잃고 줄어들려면 먹이를 공급해주지 말아야 한다. 어떤 생물이든지 먹지 못하면 힘을 쓰지 못하다 종국에는 사멸한다. 이렇게 빠른 시간 안에 성공적인 결과를 얻을 수 있었던 것은 평소 좋아하던 빵과 흰 쌀밥, 떡, 케이크 등 뚱뚱균의 먹이를 제한했기 때문이다. 식이섬유가 풍부한 배추, 나물, 현미밥, 버섯 등을 주로 먹다 보니 입안에서 여러 번 꼭꼭 씹는 것에 익숙해졌다. 이제는 몇 번 씹지 않아도 그냥 넘어가는 케이크나 흰 쌀밥은 오히려 어색하고 너무 달아서 많이 먹지 못한다.

날씬균 다이어트로 인해서 건강한 음식이 입에 맞고, 내 몸이 점점 더 건강해지고 있다는 확신이 든다.

6장

날씬균 다이어트 식사법

날씬균 다이어트의 기본 원칙

사람의 몸속에서 살아가는 공생균은 음식물의 소화와 흡수부터 면역 시스템은 물론 정신 건강에도 영향을 미친다. 지나치게 깨끗한 환경, 멸균된 제품과 방부제가 첨가된 음식을 늘 가까이하는 현대인의 몸속에는 공생균이 거의 멸종되었다고 할 만큼 종류와 수가 줄어들었다. 이와 함께 21세기 질병인 알레르기와 아토피, 비만이 늘어나고 있다.

모든 병은 장에서 시작된다는 말이 있다. 장이 건강을 좌우한다는 뜻이다. 장에 살고 있는 공생균의 균형을 바로잡는 것이 건강의 시작이자 완성이다. 특히 비정상적으로 뚱뚱균이 우세한 현대인들의 장 속에 날씬균을 더욱 증식시켜 균형을 맞추는 것이 날씬균 다이어트의 핵심이다.

| 3PB 날씬균 다이어트 프로그램의 핵심 요소 |

PRE Biotics	→	PRO Biotics	+	POST Biotics
프리바이오틱스		프로바이오틱스		포스트바이오틱스
(날씬균 먹이)		(날씬균)		(날씬균 대사산물)

3PB 날씬균 다이어트 기본 규칙을 알아보자

따뜻한 물을 하루 8컵 이상 마신다

잠자는 동안 수분이 많이 손실되므로 아침에 일어나자마자 따뜻한 물을 마셔 몸속 온도를 높여준다. 몸속 온도만 조금 높여도 기초대사량이 늘어나고 배변도 좋아진다.

내 몸속의 날씬균을 위해 먹는다는 것을 잊지 않는다

평소 싫어했던 음식이라도 날씬균에게 힘을 주기 위해 먹는다.

뚱뚱균을 내 몸에서 내쫓는다

뚱뚱균이 좋아하는 음식은 피한다. 뚱뚱균의 먹이만 주지 않아도 내 몸에서 없앨 수 있다.

먹는 양을 극단적으로 줄이지 않는다

조급한 마음으로 굶거나 먹는 양을 극단적으로 줄였다가 다시 먹으면 살을 빼기 이전보다 더욱 살이 찌는 요요 현상이 따른다. 굶는 다이어트는 절대 성공할 수 없다.

규칙을 어겼다고 포기하지 않는다

언제나 완벽하게 식단을 지킬 수는 없다. 때로는 치킨에 맥주를 마시거나 뷔페에 갈 수도 있고, 삼겹살 파티를 하거나 달콤한 디저트를 먹을 수도 있다. 다이어트 규칙을 한 번 어기고 나면 죄책감과 함께 실패에 대한 불안감으로 의지가 무너지기 쉽다. 점심때 피자와 파스타를 먹었다면 저녁에는 샐러드와 콤부차를 먹고, 저녁에 맥주와 치킨을 먹었다면 내일부터 다시 3PB 날씬균 다이어트를 하면 된다. 서서히 몸무게를 감량하는 것이므로 포기하지 않는 것이 중요하다.

스트레칭 등으로 가볍게 몸을 움직인다

평소 스트레칭이나 산책과 같은 가벼운 유산소 운동으로 몸을 움직이면 날씬균 증식에 더 좋다.

7시간 이상 숙면을 취한다

바쁜 생활 속에서 7시간 이상 숙면을 취하기란 쉽지 않다. 하지만 숙면은 정신과 신체 모두에 영향을 미치므로 잘 자는 것이 무엇보다 중요하다.

3PB 날씬균 다이어트 프로그램 기본 식단

| 3PB 날씬균 다이어트 타임 테이블 |

오전	STEP 1	공복	체중 확인, 따뜻한 물 2컵
	STEP 2	아침	아침 식사, 콤부차
		간식	따뜻한 차(티타임)
오후	STEP 3	점심	점심 식사, 콤부차
		간식	오후 간식
	STEP 4	저녁	저녁 식사, 콤부차
		보충제	프로바이오틱스, 마그네슘(식후 2시간 후 섭취)
		숙면	7시간 이상 숙면

추천 간식

아몬드(5알), 무가당 아몬드 브리즈(치아시드), 그릭 요거트, 요구르트, 굽거나 삶은 달걀, 바나나, 자몽, 맨김 구이, 아보카도, 카카오 70퍼센트 이상 함량 초콜릿, 채소 스틱(당근, 오이, 샐러리 중 택1)

피해야 할 음식 : 뚱뚱균이 좋아하는 음식

흰 쌀밥, 쌀국수, 떡, 식빵, 흰 빵, 우동, 라면, 콘플레이크, 과자

먹어야 할 음식 : 날씬균이 좋아하는 음식

현미밥, 통밀빵, 통밀 파스타, 해초면, 곤약면, 메밀소바

| 3PB 날씬균 다이어트 하루 식단 |

오전	STEP 1	공복	체중 확인, 따뜻한 물 2컵
	STEP 2	아침	오트밀 죽, 콤부차
		간식	돼지불고기, 채소 스틱, 콤부차
오후	STEP 3	점심	점심 식사, 콤부차
		간식	그릭 요거트
	STEP 4	저녁	단호박 요거트 샐러드, 삶은 달걀, 콤부차
		보충제	프로바이오틱스, 마그네슘(식후 2시간 후 섭취)
		숙면	7시간 이상 숙면

다이어트 중단 없이 외식하는 법

다른 사람들과 어울려 식사하더라도 몇 가지만 신경 쓰면 성공적인 다이어트를 할 수 있다. 채소 스틱과 현미밥만 준비하면 된다.

채소 스틱

당근, 오이, 샐러리 등을 손가락 크기로 잘라 10개씩 준비한다. 휴대용 밀폐용기에 담아 가방에 넣고 다닌다. 만들기 번거롭다면 손질한 것을 사면 된다.

냉동 현미밥

어떤 식당에 가든 현미밥만 있으면 든든하다. 100퍼센트 현미로만 밥을 지어서 한 번 먹을 분량씩 전자레인지용 밀폐용기에 담아 얼려두었다가 데워 먹는다. 쌀밥 대신 두부나 구운 달걀을 먹어도 좋다.

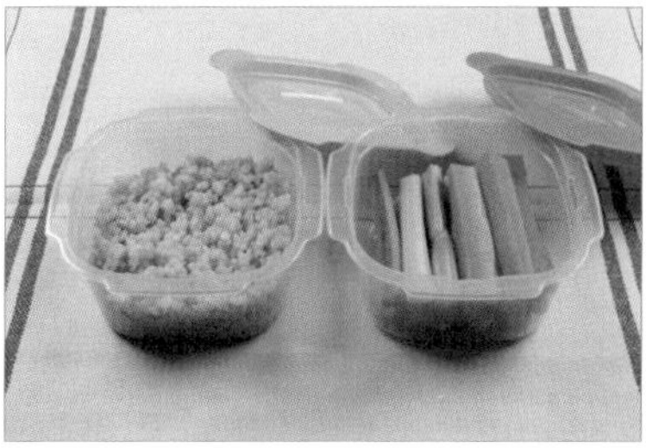

권장 외식 메뉴

순두부찌개

휴대한 현미밥과 함께 먹기에 좋다. 채소 스틱을 곁들이면 훌륭한 날씬균 식사가 된다.

매생이 굴국

매생이는 날씬균의 훌륭한 먹이인 식이섬유가 많다. 밥만 현미밥으로 바꿔서 먹는다.

보쌈

휴대한 채소 스틱을 곁들이고, 보쌈 고기를 여러 장의 상추와 깻잎으로 쌈을 싸서 먹는다. 밥은 먹지 않는다.

김치찌개 등 찌개류

휴대한 채소 스틱을 곁들이고 현미밥으로 바꿔서 먹는다.

한 끼 때우기 좋은 간편식 만드는 법

요리하기도 번거롭고 사 먹기도 귀찮을 때는 간단하게 만들어보자.

낫토 카나페

시중에 파는 낫토는 1회 분량으로 나눠져 있고 간장 소스까지 들어 있어 단백질 보충도 되고, 발효 음식으로 포스트바이오틱스의 역할도 한다.

양상추나 양배추를 손바닥 반만 한 크기로 잘라서 한입 분량의 낫토를 양상추에 얹어서 먹으면 날씬균의 먹이인 식이섬유까지 보충되고 씹는 식감도 좋아서 만족스러운 식사를 할 수 있다.

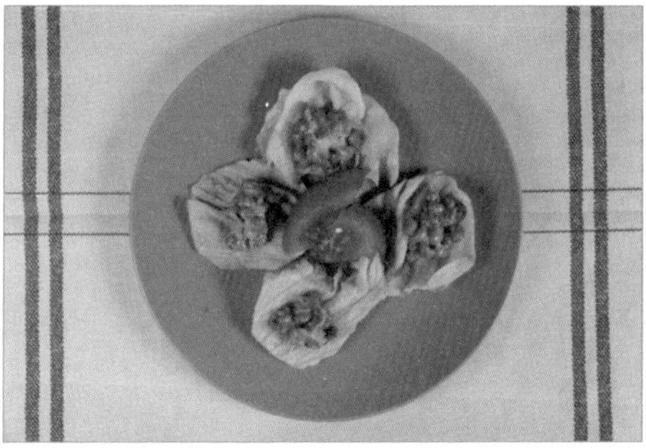

두부김치

두부 1/2모를 데친다. 냉장고에 있는 어떤 종류의 김치라도 상관없다. 그저 두부를 밥이라 생각하고 김치와 곁들여 먹으면 간단하고 든든한 한 끼가 된다.

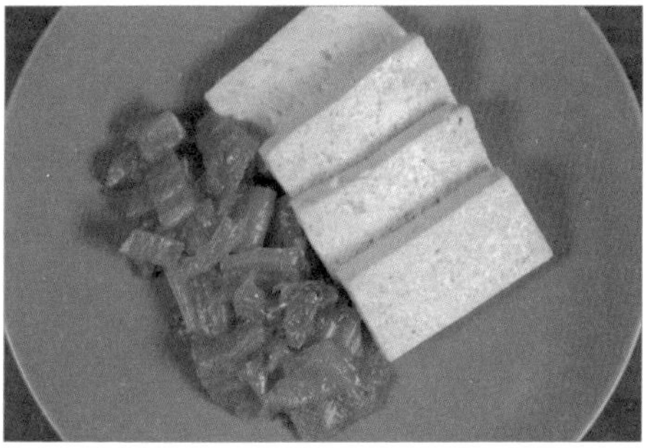

오트밀 죽

시중에 파는 통오트밀을 구입한다. 집에 있는 국이나 아몬드 브리즈 또는 그냥 물을 사용해도 된다. 오트밀을 넣어서 파르르 끓으면 3분 만에 맛있는 오트밀 죽이 완성된다.

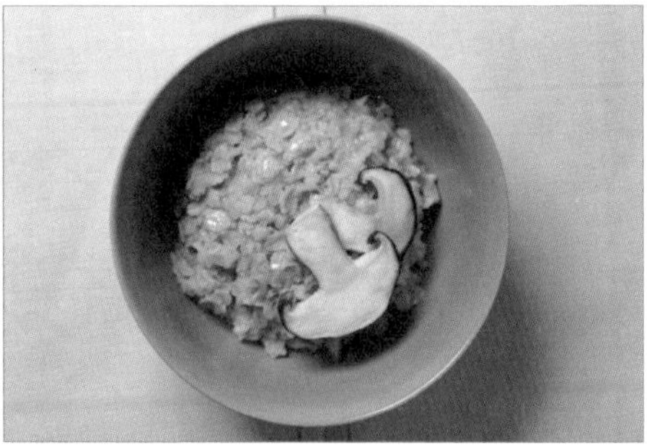

그래놀라

그래놀라를 구입할 때는 반드시 통곡물인지, 설탕이 들어 있지 않은지 확인해야 한다. 아몬드 브리즈나 무가당 요거트에 그래놀라를 넣고 채소 스틱을 곁들이면 날씬균이 좋아하는 훌륭한 식사가 된다.

삶은 고구마

삶은 고구마는 식이섬유가 풍부해 다이어트 음식으로 사랑받는다. 삶은 고구마에 요거트와 구운 달걀을 곁들이고 콤부차를 한 잔 마시면 간편하면서도 최고의 날씬균 식사가 된다.

모듬 채소 구이

냉장고 채소칸에 들어 있는 어떤 채소든 가능하다. 샐러드는 드레싱도 필요하고 차가운 음식이어서 기온이 떨어지는 아침에는 당기지 않는다. 하지만 따뜻하게 구운 채소는 언제나 맛있게 먹을 수 있다. 특히 날씬균의 먹이인 식이섬유는 가열하더라도 영양소가 파괴되지 않기 때문에 굽거나 찌거나 삶아도 된다.

주로 버섯, 가지, 호박, 아스파라거스, 배추를 프라이팬에 코코넛 오일을 두르고 구워서 먹는다. 그냥 먹어도 맛있고 소금이나 후추만 뿌려도 된다. 구운 달걀이나 달걀 프라이를 같이 먹으면 든든한 한 끼가 된다.

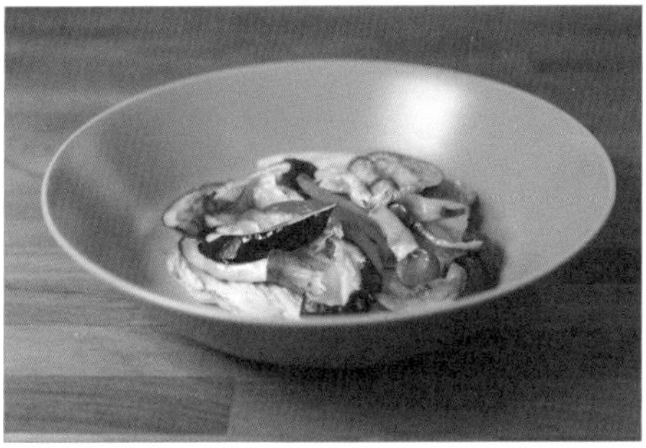

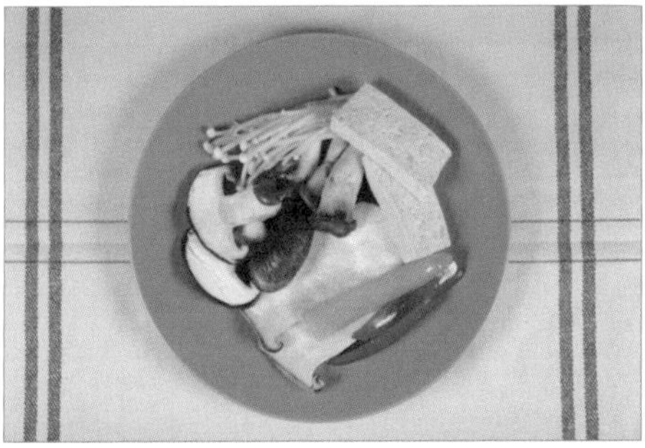

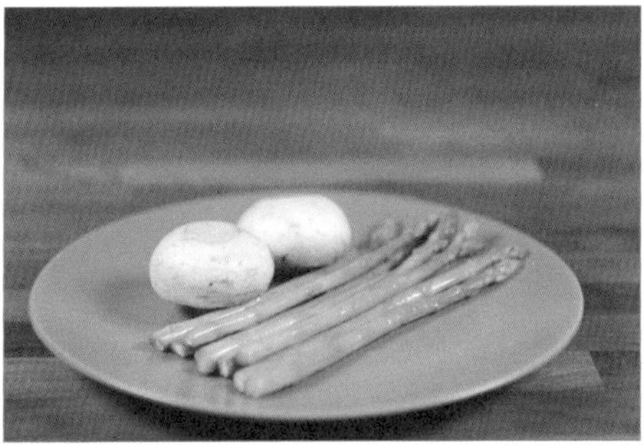

간편한 아침 식사,
다이어트 스무디 만드는 법

날씬균 다이어트 아침 식사 = 3PB 날씬균 스무디

채소와 과일의 즙을 짜서 건더기는 분리한 액체를 주스라고 하고, 채소와 과일을 그대로 갈아서 건더기까지 모두 마시는 걸쭉한 형태를 스무디라고 한다. 공생균의 먹이인 프리바이오틱스, 즉 섬유질을 간편하고 효율적으로 섭취하기 가장 좋은 방법 중 하나가 바로 스무디다.

스무디를 마시면 섬유소는 물론 채소와 과일에 함유된 각종 비타민, 유황화합물, 폴리페놀 등의 영양소까지 온전히 섭취할 수 있다.

시중에 많은 스무디 제품이 나와 있지만 3PB 날씬균 스무디에는 기본 6가지의 핵심 재료가 들어간다. 3PB는 기본이고 한 끼 식사로 부족함이 없을 정도로 단백질과 착한 지방까지 고려하여 포만감과 영양의 밸런스를 맞춘 최고의 스무디다. 나의 몸과 날씬균 모두를 위한

3PB 날씬균 스무디를 하루에 한 끼 식사로 꼭 섭취하자.

3PB 날씬균 스무디의 핵심 재료

- 프리바이오틱스 : 채소, 과일
- 프로바이오틱스 : 유산균 보조제
- 포스트바이오틱스 : 콤부차
- 파이토케미컬 : 강황가루, 스피루리나, 아사이베리
- 씨앗 : 아마씨, 햄프시드, 치아시드
- 베이스 : 물, 코코넛 워터, 두유, 우유

3PB 날씬균 스무디의 핵심은 6가지가 한 가지씩 들어간다는 것이다. 집에 있는 어떤 재료도 상관없다. 6가지 핵심 재료만 넣으면 얼마든지 응용 가능하다.

다음에 소개할 6가지 스무디 레시피는 내가 실제로 다이어트를 하면서 즐겨 먹는 것이다. 효과에 따라 스무디 이름과 목적을 간단하게 정리했다(과일과 채소만 다르고 공통 재료는 동일하다).

이 레시피에서 얼마든지 다양하게 응용할 수도 있는데, 공통 재료는 빠짐없이 들어가야 한다. 파이토케미컬의 강황가루 대신 아사이베리를 넣어도 좋다. 코코넛 워터 대신 두유를 사용해도 된다. 과일이나 채소는 어떤 것이라도 상관없다. 한 가지 과일만 넣어도 물론 괜찮다.

맛있고 배부르고 나의 날씬균을 쑥쑥 키워줄 '3PB 날씬균 스무디'를 즐겨보자.

면역 스무디 : 면역력을 높여서 매일매일 건강하게

프리바이오틱스	비트 1/4개 + 블루베리 1컵
프로바이오틱스	프로바이오틱스 보조제 1포(캡슐)
포스트바이오틱스	콤부차 원액 50ml
파이토케미컬	강황가루 2작은술
씨앗	아마씨 1큰술
베이스 음료	코코넛 워터 200ml

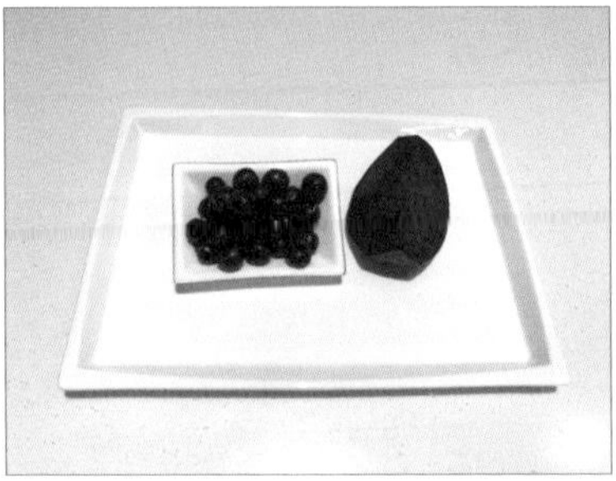

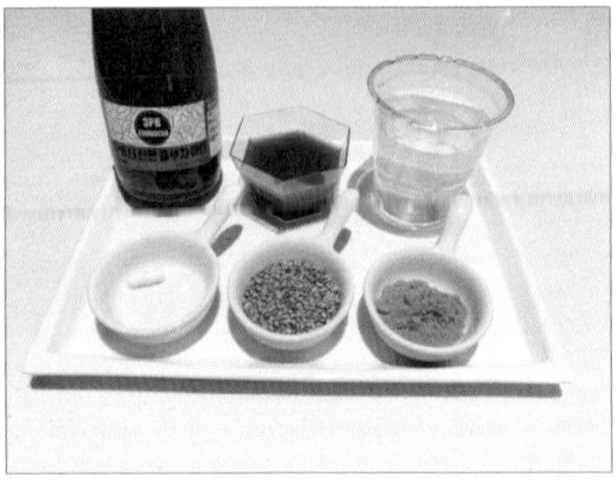

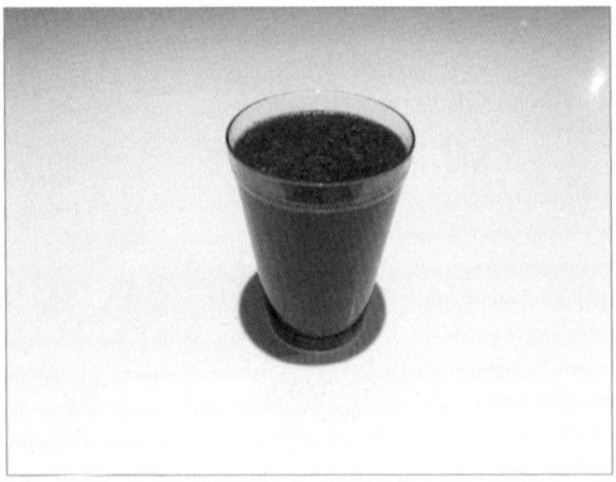

블러디 스무디 : 심장은 튼튼, 부종은 안녕

프리바이오틱스	사과 1개 + 비트 1/4개
프로바이오틱스	프로바이오틱스 보조제 1포(캡슐)
포스트바이오틱스	콤부차 원액 50ml
파이토케미컬	강황가루 2작은술
씨앗	아마씨 1큰술
베이스 음료	코코넛 워터 200ml

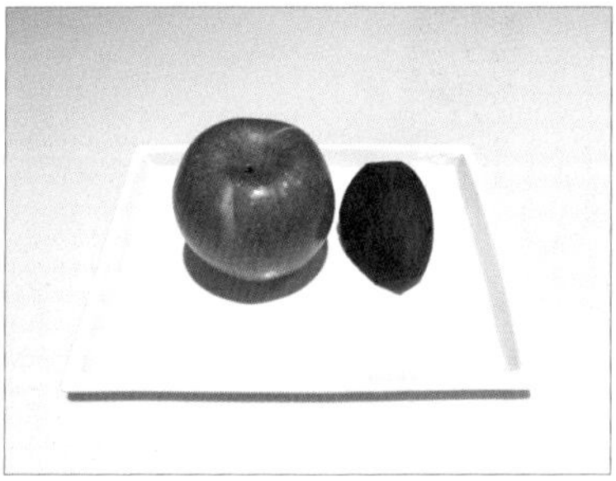
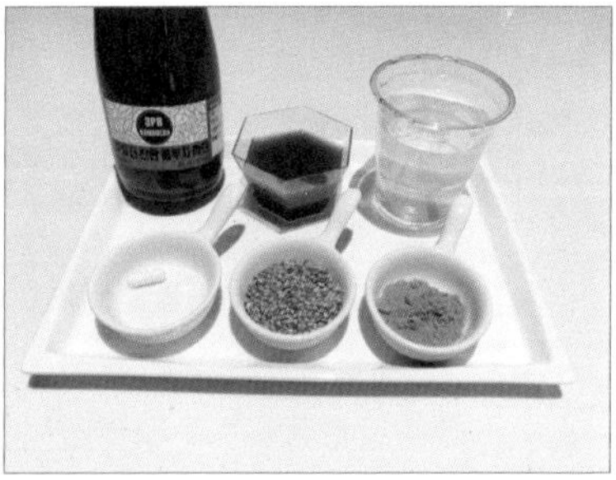
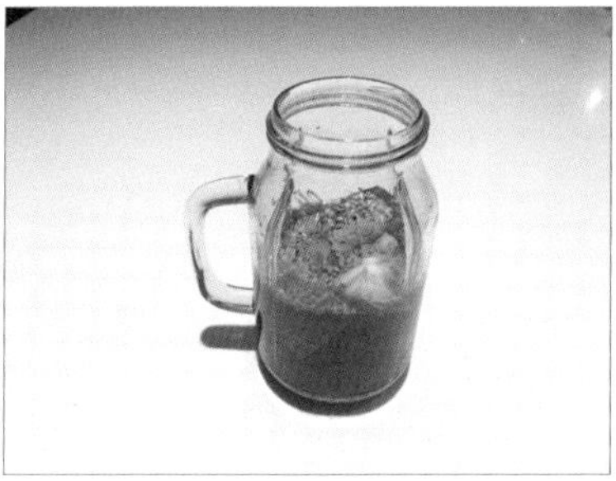
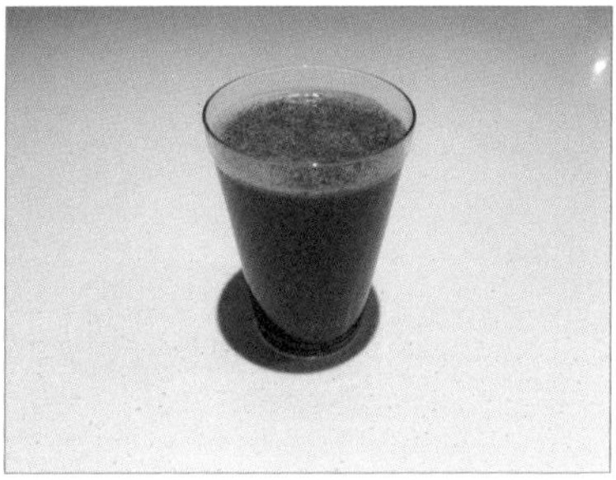

에너지 스무디 : 운동 후 지친 하루의 에너지 회복

프리바이오틱스	바나나 1개 + 비트 1/4개
프로바이오틱스	프로바이오틱스 보조제 1포(캡슐)
포스트바이오틱스	콤부차 원액 50ml
파이토케미컬	강황가루 2작은술
씨앗	아마씨 1큰술
베이스 음료	코코넛 워터 200ml

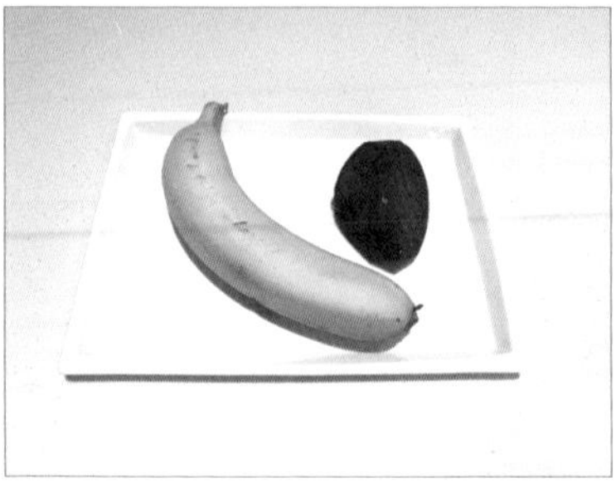
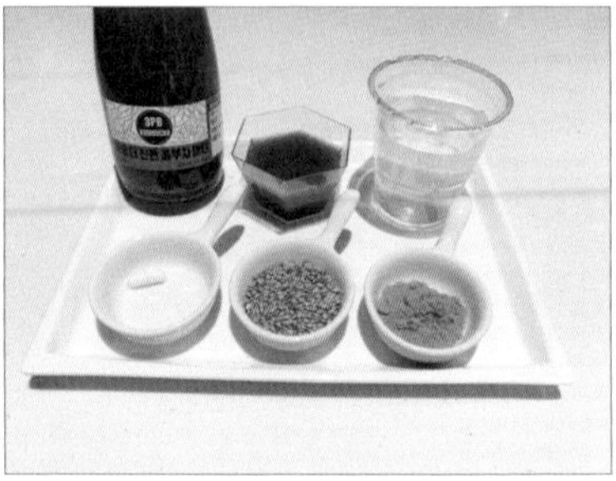
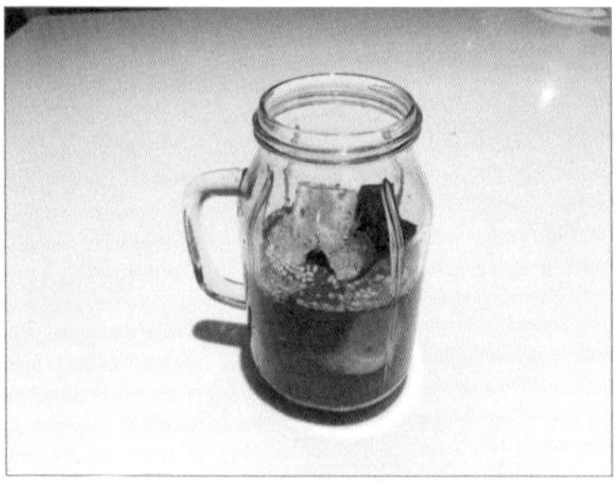
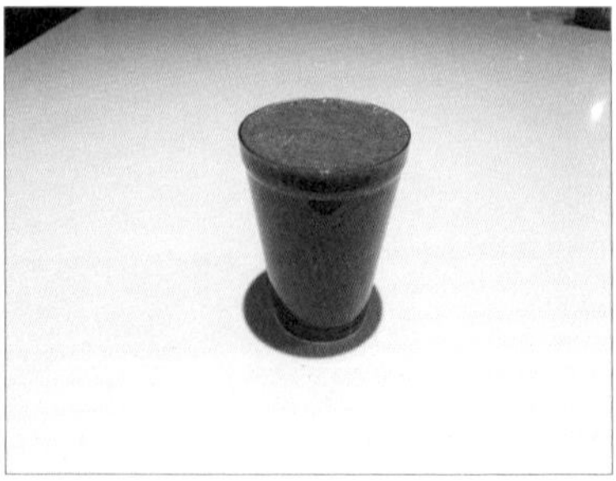

글로우 스무디 : 밝고 투명하게 빛나는 피부

프리바이오틱스	당근 1/2개 + 사과 1/2개
프로바이오틱스	프로바이오틱스 보조제 1포(캡슐)
포스트바이오틱스	콤부차 원액 50ml
파이토케미컬	강황가루 2작은술
씨앗	아마씨 1큰술
베이스 음료	코코넛 워터 200ml

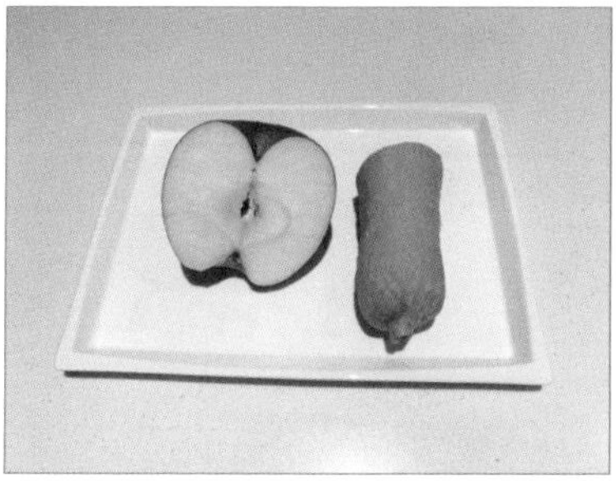
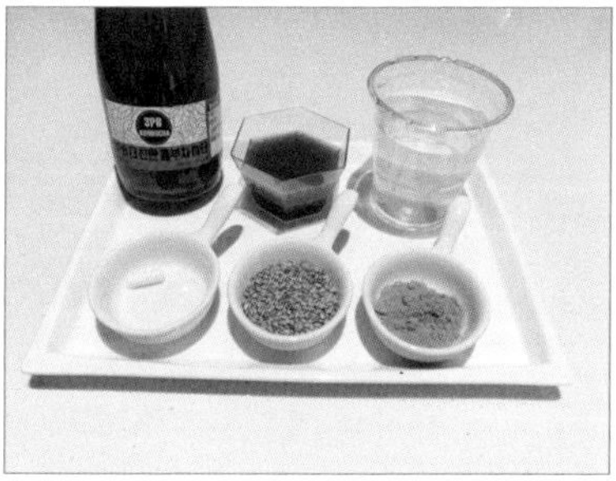
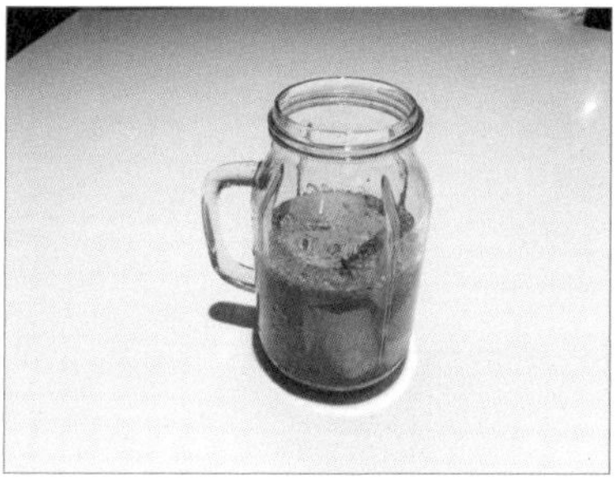
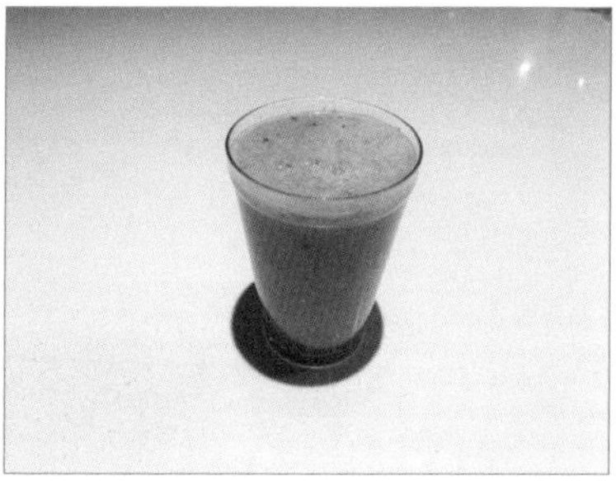

그린 스무디 : 일상의 스트레스에서 해방

프리바이오틱스	샐러리 5줄기 + 사과 1/2개
프로바이오틱스	프로바이오틱스 보조제 1포(캡슐)
포스트바이오틱스	콤부차 원액 50ml
파이토케미컬	강황가루 2작은술
씨앗	아마씨 1큰술
베이스 음료	코코넛 워터 200ml

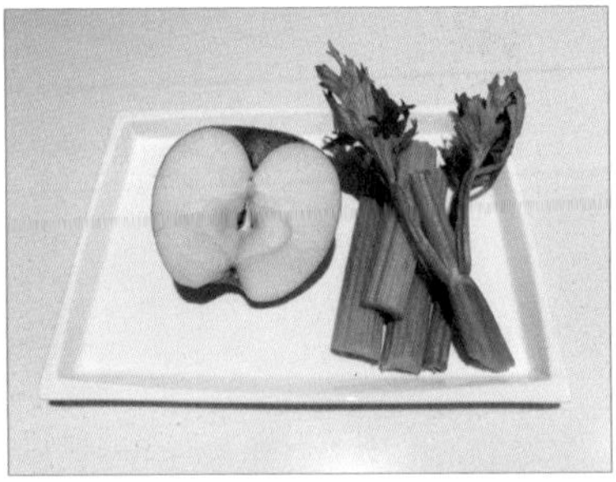
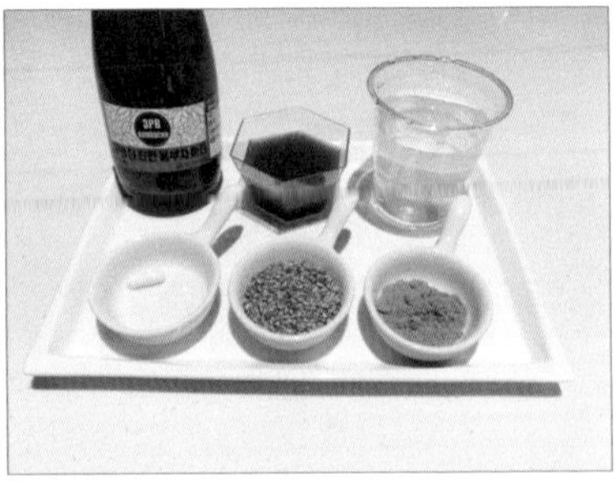
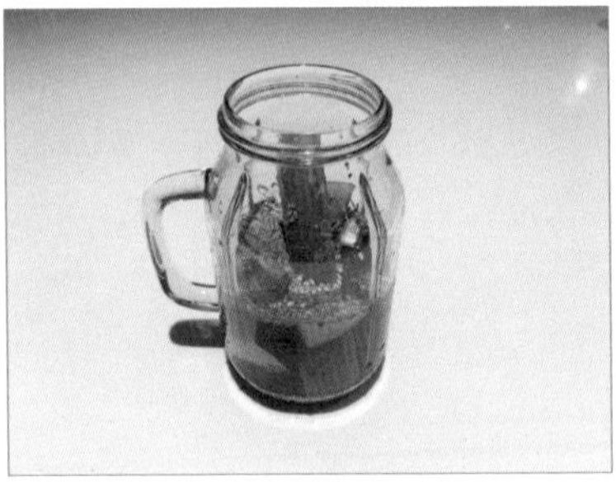
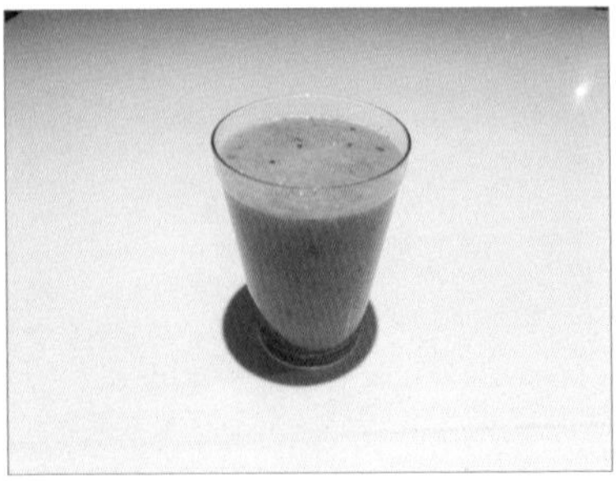

그린 디톡스 스무디 : 내 몸에 쌓인 독소 배출

프리바이오틱스	쌈케일 5장 + 사과 1/2개
프로바이오틱스	프로바이오틱스 보조제 1포(캡슐)
포스트바이오틱스	콤부차 원액 50ml
파이토케미컬	강황가루 2작은술
씨앗	아마씨 1큰술
베이스 음료	코코넛 워터 200ml

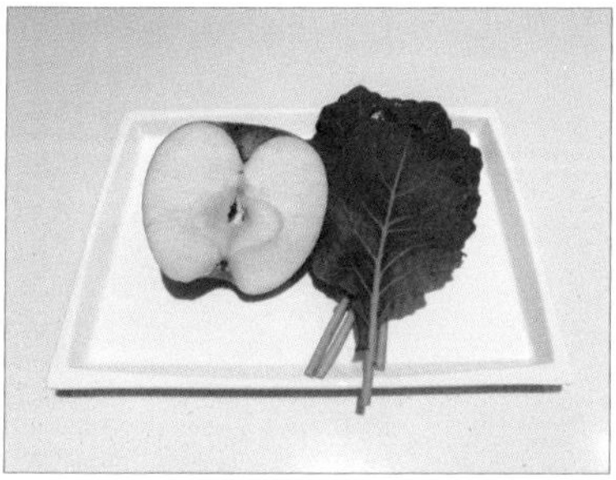
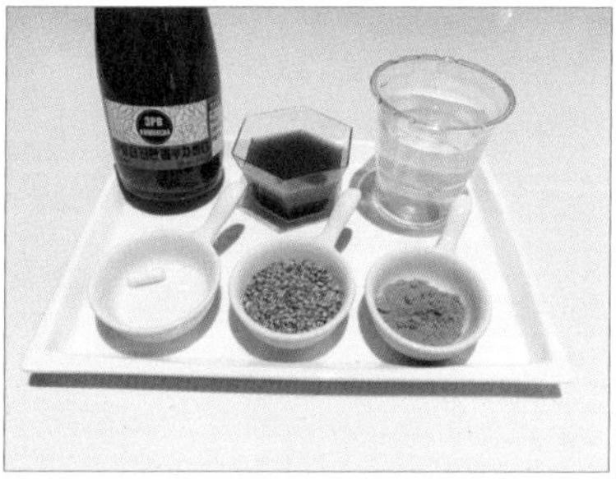
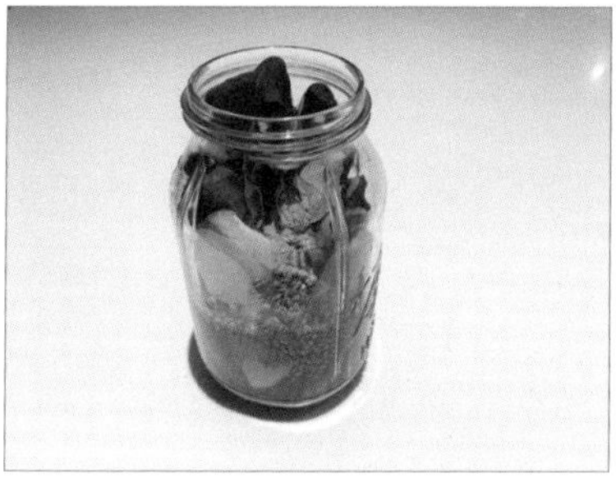
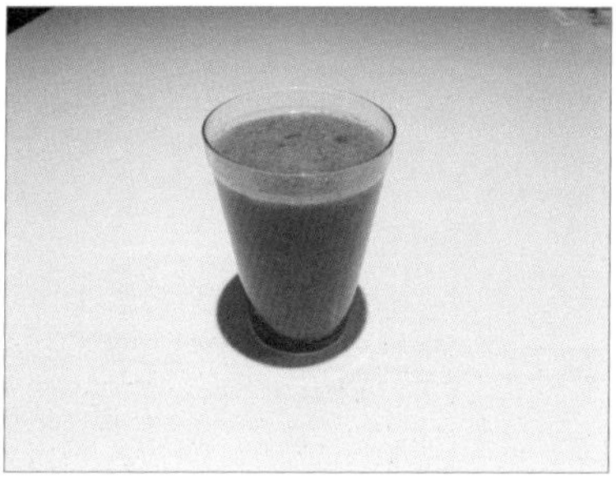

날씬균 다이어트 스무디에 사용하는 재료들을 몇 가지 소개한다.

프리바이오틱스

케일

지성과 미모를 겸비한 할리우드 스타 기네스 펠트로는 《자연주의 식탁》이라는 요리책을 낼 정도로 건강에 관심이 많다. 건강하고 아름다운 그녀가 가장 즐겨 먹는 채소라는 것이 알려지면서 케일은 전 세계인에게 폭발적인 사랑을 받게 되었다.

케일은 십자화과의 식물로 양배추, 브로콜리와 비슷한 채소이다. 칼슘과 철분이 풍부하여 성장기 어린이들이 키가 크는 데 도움이 된다고 알려지면서 아침마다 아이에게 케일 스무디를 먹이는 것이 유행이었던 적도 있다.

케일에는 항암 작용을 하는 글루코시놀레이트, 설포라판, 인돌-3-카비놀이 함유되어 있고, 위장 점막을 보호해주는 비타민U 함량도 높다. 물론 날씬균의 먹이인 식이섬유도 굉장히 풍부하다.

케일은 잎이 진한 녹색을 띠고 표면에 반점이나 흠집이 없는 것을 골라야 한다. 녹즙용 케일은 대가 굵은 것을, 쌈용 케일은 어린 잎을 고르는 것이 좋다.

케일만으로 스무디를 만들 경우에는 레몬이나 식초를 함께 넣으면 비타민C의 손실을 줄일 수 있는데, 날씬균 스무디는 콤부차를 사용하므로 따로 첨가할 필요 없다.

사과

날씬균 다이어트 스무디에 가장 자주 등장하는 과일은 사과다. 사과는 손쉽게 구할 수 있고 스무디의 맛을 좋게 해줄 뿐만 아니라 수용성 식이섬유소 펙틴이 풍부한 대표적인 프리바이오틱스다.

특히 비타민C가 풍부하여 항산화 작용은 물론 콜라겐 합성에도 관여하여 피부를 탄력 있게 가꾸어주며 철분의 흡수를 도와준다.

사과에 많이 함유되어 있는 미네랄 중 칼륨은 나트륨의 배출을 원활하게 해주어서 부기 제거에 효과적이다. 특히 수용성 식이섬유 펙틴은 수분 보유력이 높아 물을 빨아들여서 젤을 형성하는데, 이는 혈당의 급격한 상승을 억제하여 포도당의 흡수를 지연시킨다. 그리고 콜레스테롤이나 나쁜 지방을 포집하여 몸 밖으로 배출하는 역할도 한다.

셀룰로스, 헤미셀룰로스, 리그닌과 같은 불용성 식이섬유소는 배변의 양을 늘리고 장의 운동을 활발하게 해서 쾌변을 도와준다.

사과 껍질에 함유된 폴리페놀인 플로리진은 당의 체외 배출을 촉진하기 때문에 사과는 껍질째 이용하는 것이 좋다. 단, 사과의 씨에는 독성을 지닌 시안배당체가 함유되어 있으므로 씨는 제거한다.

프로바이오틱스

3PB 날씬균 스무디는 이로운 공생균인 프로바이오틱스를 직접 넣는다. 집에서 복용 중인 유산균 제품은 어떤 것이든 상관없다. 캡슐 타입은 캡슐 1알을 그대로 넣고 갈면 되고 파우더 타입은 1포를 넣으면 된다.

물론 스무디를 마시는 것과는 별개로 취침 전 공복에 프로바이오틱스를 반드시 섭취해야 한다.

포스트바이오틱스-콤부차

3PB 날씬균 스무디를 차별화하는 핵심 재료는 바로 콤부차이다. 건강한 다이어트를 위한 날씬균 스무디에 넣는 콤부차는 당과 탄산을 혼입한 음료가 아니라, 당을 전혀 첨가하지 않은 것을 사용해야 한다. 콤부차는 장내 환경을 개선해서 내 몸의 건강은 물론 날씬균의 건강까지 책임진다. 특히 몸에서 독소를 배출하는 디톡스 역할도 하기 때문에 피로 회복에도 좋고 윤기 나는 환한 피부까지 덤으로 얻을 수 있다.

파이토케미컬

파이토케미컬(phytochemical)은 '식물'을 뜻하는 파이토(phyto)와 '화학'을 의미하는 케미컬(chemical)의 합성어다. 식물은 경쟁식물의 생장을 방해하거나 해충 또는 미생물로부터 자신을 보호하기 위한 물질을 자체적으로 생산하는데, 이것이 식물생리활성영양소, 즉 파이토케미컬이다.

특히 채소와 과일의 파이토케미컬은 화려하고 짙은 색소에 들어 있다. 붉은색, 노란색, 보라색, 녹색, 흰색에 많이 들어 있는 파이토케미칼은 자연에서 얻을 수 있는 강력한 항산화제다.

- 빨간색 : 라이코펜
- 노란색 : 카로티노이드

- 초록색 : 글루코사놀레이트
- 보라색 : 안토시아닌
- 흰색 : 안토잔틴

3PB 날씬균 스무디에는 파이토케미컬이 풍부한 파우더를 사용하는데, 주로 노란색의 강황가루, 초록색의 스피루리나, 보라색의 아사이베리가 많이 들어간다.

씨앗

아마씨, 햄프시드, 치아시드 모두 양질의 단백질을 함유하고 비타민과 미네랄이 풍부하며 식이섬유의 함량이 매우 높은 영양 만점의 프리바이오틱스다. 특히 날씬균 스무디의 맛을 고소하게 살려주고 씹는 식감을 더할 뿐 아니라 오메가-3가 풍부해 피부를 윤기 있게 가꿔준다.

아마씨

여름철 많이 입는 리넨의 재료인 아마의 씨앗은 참깨와 비슷하게 생겼지만 조금 더 크고 고소한 맛이 난다. 오메가-3 지방산과 알파리놀렌산이 풍부하여 내장지방과 중성지방을 줄이는 효과가 있다. 식물성 에스트로겐인 리그닌도 풍부해서 혈중 콜레스테롤을 줄이고 혈관을 건강하게 유지하는 역할을 한다.

아마씨에는 천연 독성분인 시안배당체가 들어 있다. 시안배당체 자체는 독성이 없지만 효소에 의해 분해되면 청산이 되는데 이는 중추

신경에 영향을 미치는 맹독이므로 반드시 볶아서 판매하는 것을 구입해야 한다. 또한 아마씨는 분쇄하여 먹는 것이 유효 성분을 소화, 흡수하기에 좋다.

햄프시드

대마의 씨인 햄프시드는 특히 필수아미노산을 조성하는 데 탁월해 단백질이 풍부한 씨앗으로 손꼽힌다. 햄프시드는 약 30퍼센트의 지방을 함유하고 있는데 오메가-3인 알파리놀렌산과 오메가-6인 리놀렌산과 감마리놀렌산이 들어 있다.

햄프시드에는 곡류 단백질에 부족한 라이신이 풍부하고, 아르기닌, 시스테인, 글루타민산의 함량이 높다.

치아시드

치아시드는 바질의 씨앗으로 흡습성이 강해서 물에 닿으면 10배가량 팽창한다. 특히 10그램당 54칼로리의 저열량이면서 포만감을 느낄 수 있어서 다이어트를 할 때 자주 허기를 느끼는 사람들이 적절하게 섭취하면 많은 도움이 된다.

치아시드에는 식이섬유뿐만 아니라 단백질과 무기질이 풍부하다. 그리고 천연 항산화제인 폴리페놀이 풍부해 노화 및 피부 손상 억제에 도움이 된다.

치아시드는 불리지 않고 섭취하면 소화관에 달라붙을 위험이 있으니 항상 불려서 먹는 것이 좋다. 일반적으로 치아시드 양의 10배 정도의 물에 20분 정도 불려서 먹으면 좋다.

3가지 씨앗은 모두 산화되기 쉬운 불포화지방산의 함량이 높아서 소량씩 포장된 것을 구입하는 것이 좋고, 개봉 후에는 잘 밀봉하여 냉장 보관해야 한다.

식품의약품안전처에서는 아마씨의 경우 하루 16그램, 햄프시드와 치아시드는 성인 기준 하루에 20그램 이하로 섭취할 것을 권한다.

베이스 음료

과일이나 채소에도 수분이 많지만 갈아서 마시려면 스무디의 베이스가 되는 액체를 200밀리리터 정도 첨가해야 한다.

3PB 날씬균 스무디의 베이스 음료는 입맛에 따라 선택하면 된다. 고소한 맛을 원하거나 단백질 보충을 원하는 경우에는 우유나 두유를 사용한다. 조금 묽고 가벼운 것을 원한다면 아몬드 브리즈를 사용하는 것도 좋다. 채소나 과일의 청량감을 살리고 조금 달콤하게 먹고 싶을 때는 코코넛 워터를 넣으면 스무디의 맛을 확 끌어올릴 수 있다. 나는 주로 코코넛 워터를 사용한다.

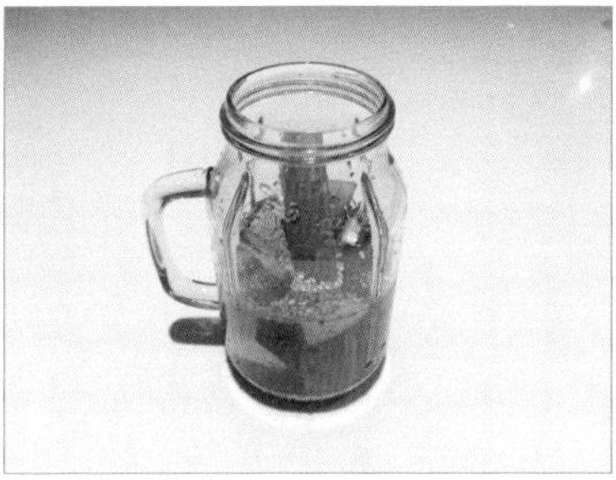

6가지 핵심 재료를 준비해두고 매일 아침 갈아서 마시면 된다. 스무디만으로 배가 차지 않는다면 삶거나 구운 달걀을 1~2개 곁들여서 먹는다.

마시는 것보다 숟가락으로 떠먹는 것을 좋아한다면 넓은 그릇에 스무디를 붓고 닭가슴살 요리 등과 함께 즐기는 것도 좋은 방법이다.

날씬균 다이어트는 어떤 형태로도 응용할 수 있기 때문에 지속 가능하다는 장점이 있다. 바쁜 아침에는 간편한 스무디로, 느긋한 아침에는 콜드 수프처럼 이용해볼 수 있다.

날씬균이 좋아하는 치아푸딩 만드는 법

날씬균의 먹이 = 식이섬유 + 코코넛 치아푸딩

어떤 다이어트를 하든 처음에는 먹는 양부터 줄이게 마련이다. 배고픔도 배고픔이지만 평소에 즐겨 먹던 달콤하고 맛있는 디저트를 먹지 못하는 것이 큰 괴로움이다.

나 역시 약국에서 달달한 간식들을 즐겨 먹던 버릇이 있어서 뚱뚱균의 먹이라는 것을 알면서도 달콤한 디저트들을 외면하기가 어려웠다. 오히려 밥과 반찬을 포기하기가 더 쉬웠다. 퇴근길에 아들이 좋아하는 우유 캐러멜 푸딩을 사가곤 했는데, 다이어트를 시작하면서 그것마저도 과감히 끊었다. 어떻게 하면 맛있는 간식을 즐길 수 있을까 고민하다가 치아시드 푸딩을 떠올렸다. 식이섬유가 풍부하고 포만감도 큰 치아시드로 건강한 푸딩을 즐길 수 있게 되었다.

코코넛 치아푸딩 레시피

치아푸딩은 아주 간단하게 만들 수 있다. 푸딩의 베이스도 입맛에 맞게 선택하면 된다. 두유나 요거트, 아니면 코코넛 밀크를 넣어도 좋다. 달달한 코코넛 밀크의 맛과 풍미를 즐길 수 있는 코코넛 치아푸딩 만드는 법을 공개한다.

재료 - 치아시드 6큰술, 코코넛 밀크 400ml, 토핑(과일 또는 그래놀라)

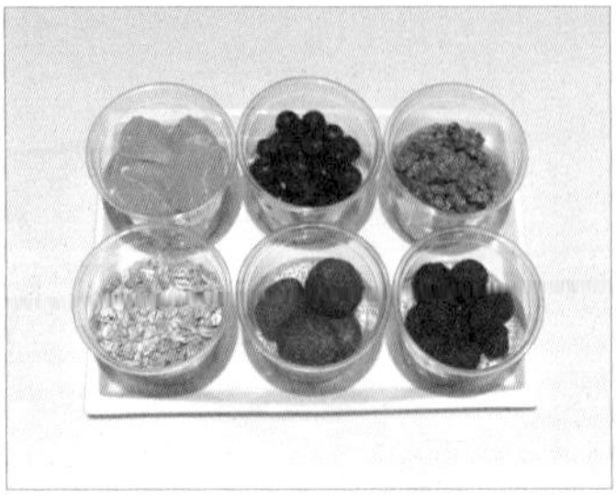

1. 코코넛 밀크 400밀리리터에 치아시드를 밥숟가락으로 6스푼 넣어준다. 천천히 골고루 섞은 다음 2시간 정도 상온에 두고 불린다.

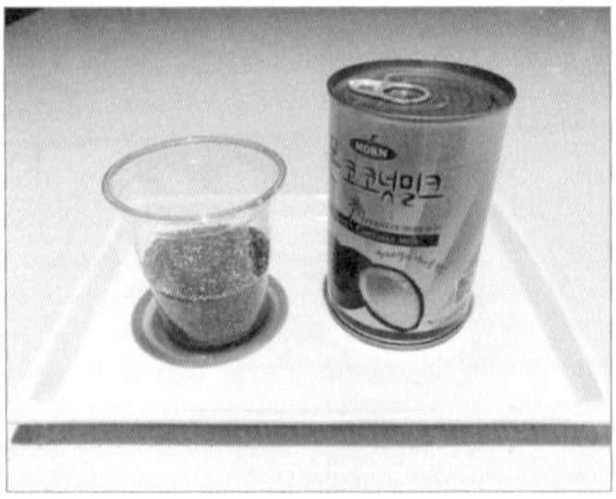

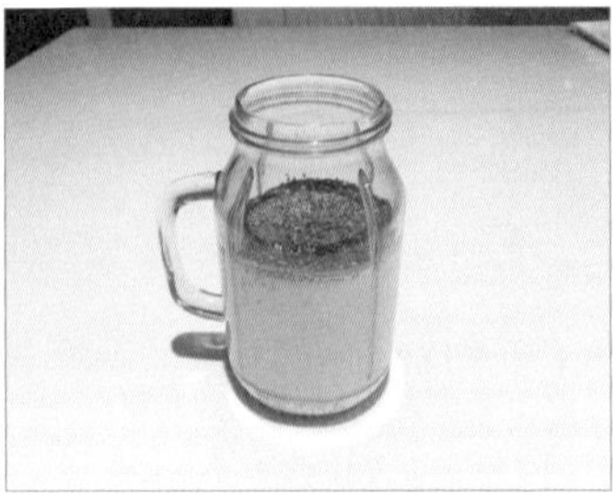

2. 불린 치아시드를 한 번 먹을 분량씩 작은 용기 또는 컵에 나눠 담는다(6컵 정도가 적당하다). 냉장고에 3시간 이상 두고 단단하게 굳힌다.

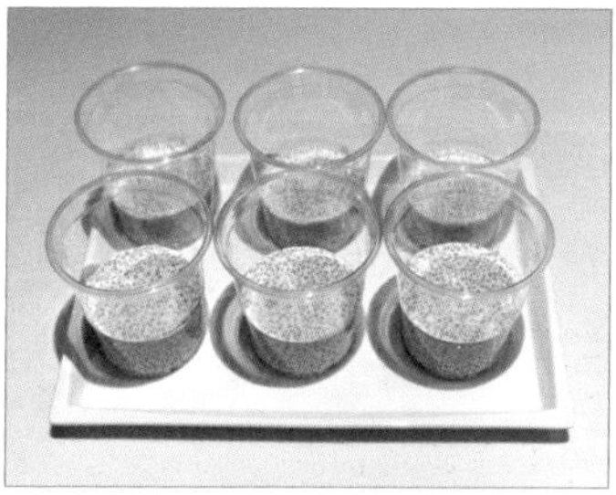

3. 탱글탱글하게 굳은 푸딩에 과일, 그래놀라를 곁들여 먹는다.

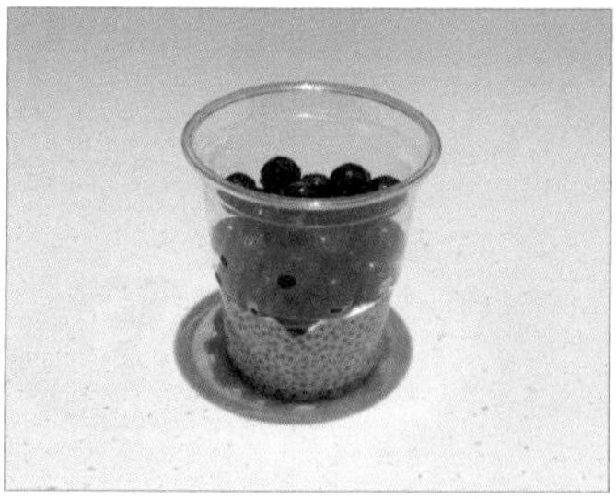

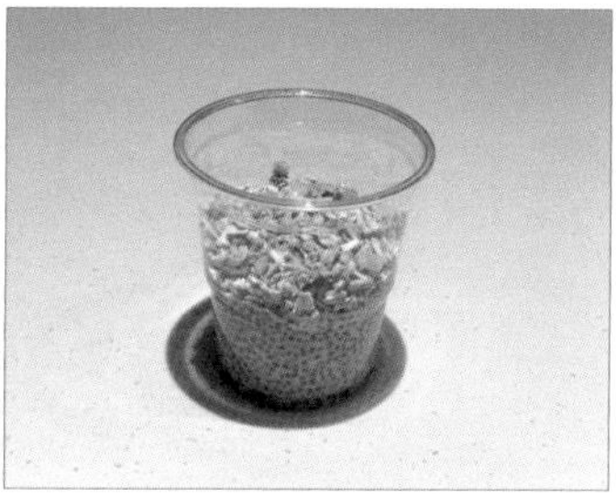

망고, 자몽, 블루베리 등 과일 토핑은 다채롭게 바꾸면 된다. 생과일도 좋고 얼린 과일은 더 시원하고 맛있다.

치아푸딩을 먹고 나서 물을 1~2컵 마시면 다음 날 화장실에서 변의 상태가 너무 좋아 깜짝 놀랄 것이다. 건강한 다이어트 간식을 찾고 있는 사람들에게 자신 있게 권한다.

부록

누구나 따라 할 수 있는
초간단 다이어트
요리 레시피

두부 해초 샐러드

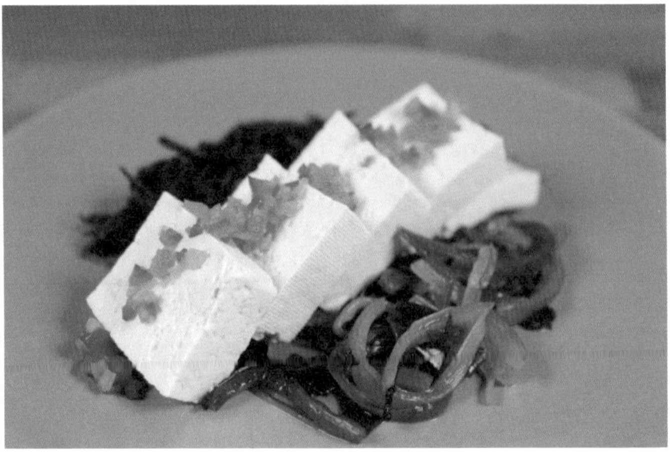

재료
두부 1/2모
파프리카 1/2개
해초 50g
콤부차 드레싱

HOW TO MAKE IT?

01 두부는 끓는 물에 살짝 데친다.

02 파프리카는 길게 채 썬다.

03 해초와 함께 준비한 재료를 섞고 콤부차 드레싱을 뿌린다.

샐러드 요리 02

닭가슴살 샐러드

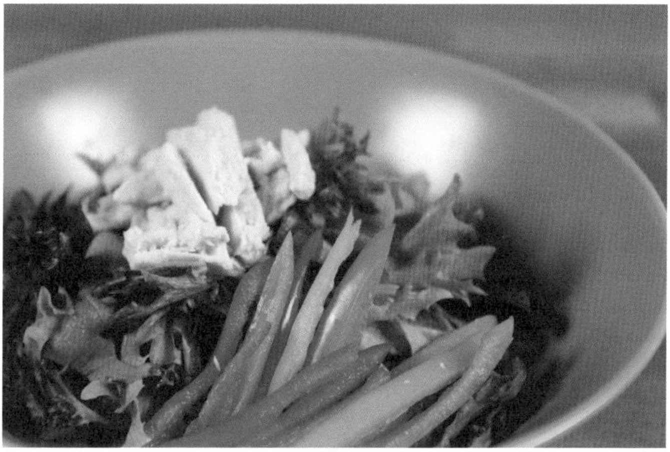

재료
구운 닭가슴살 50g
샐러드 채소 100g
콤부차 드레싱
(닭가슴살 대신 구운 등심, 안심, 두부, 삶은 달걀로 변경 가능)

HOW TO MAKE IT?

01 닭가슴살은 먹기 좋은 크기로 썬다.

02 채소와 닭가슴살을 섞어 콤부차 드레싱을 뿌린다.

콤부차 드레싱

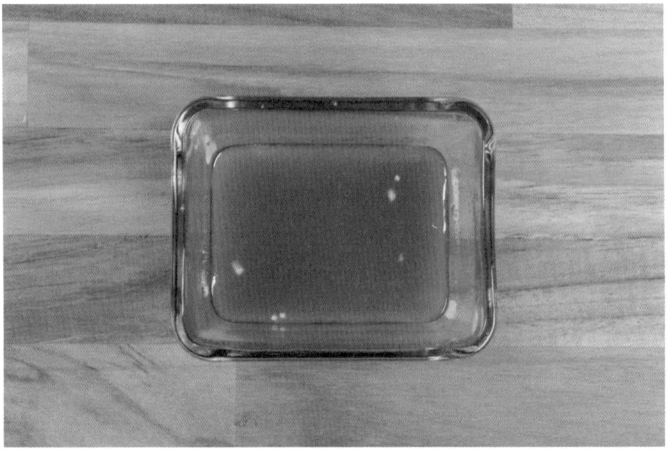

재료

더 진한 콤부차 5큰술

국간장 1큰술

다진 마늘 1/3큰술

참기름 약간

HOW TO MAKE IT?

01 준비한 재료를 볼에 넣고 잘 저어서 섞는다.

단호박 요거트 샐러드

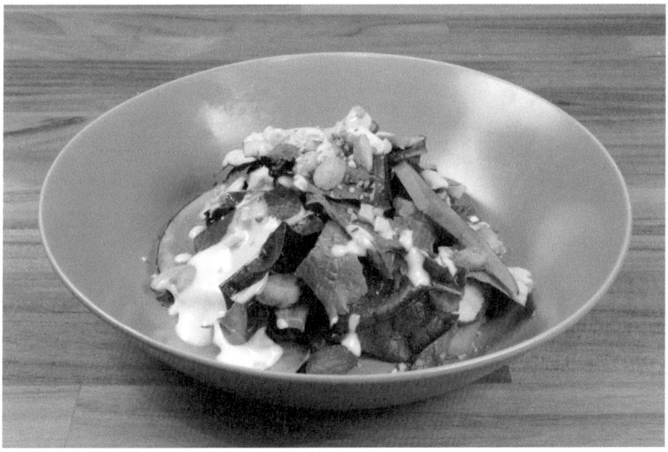

재료

단호박 1/3개
견과류 30g
무가당 플레인 요거트 100g
과일 약간

HOW TO MAKE IT?

01 단호박은 쪄서 준비한다.

02 단호박을 먹기 좋게 토막내고, 견과류와 과일을 곁들여 요거트 소스를 뿌린다.

(곤약면, 두부면, 해초면 중 택1)

매콤 골뱅이 곤약 비빔면

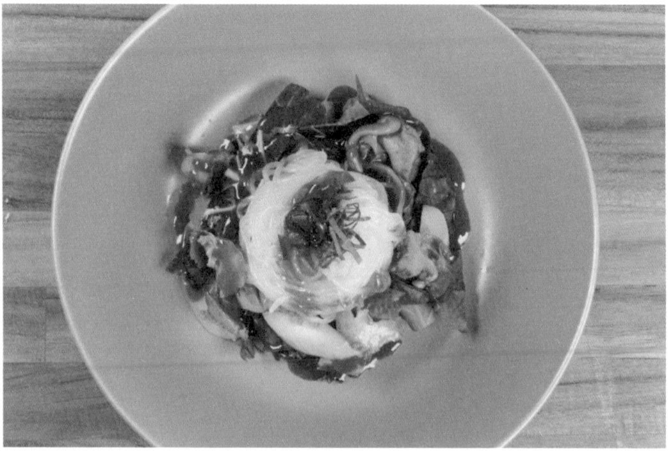

재료

통조림 골뱅이
곤약면
오이, 쑥갓, 깻잎
초고추장 소스

HOW TO MAKE IT?

01 골뱅이를 먹기 좋게 손질한다.

02 곤약면은 살짝 데쳐서 헹군다.

03 채소를 손질하고 초고추장으로 버무린다.

면 요리 02

알리오 올리오 두부면 파스타

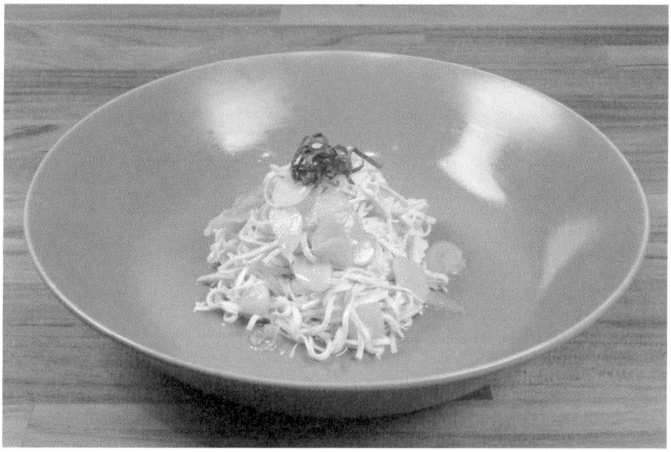

재료

두부면

올리브유

다진 마늘 1큰술

소금

HOW TO MAKE IT?

01 올리브유에 다진 마늘을 넣고 볶는다.

02 두부면을 넣어 볶은 다음 소금으로 간을 한다.

면 요리 03

김치 해초 비빔면

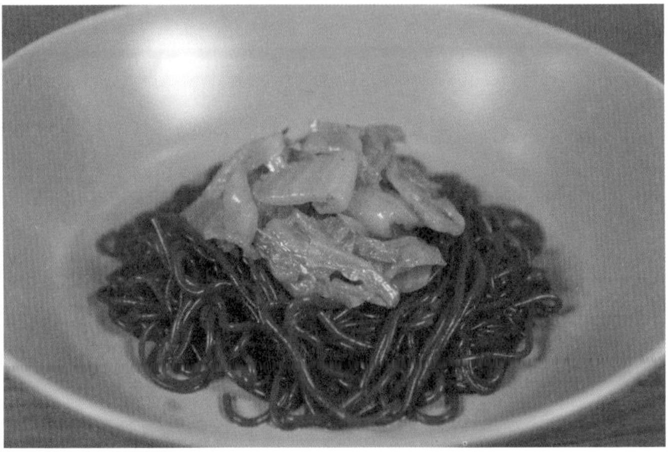

재료

김치

해초면

참기름

HOW TO MAKE IT?

01 김치는 물기를 꼭 짜서 쫑쫑 썬다.

02 해초면은 헹궈서 준비하고, 김치와 참기름을 넣어 비빈다.

구이, 볶음 요리 01

양배추 고기구이

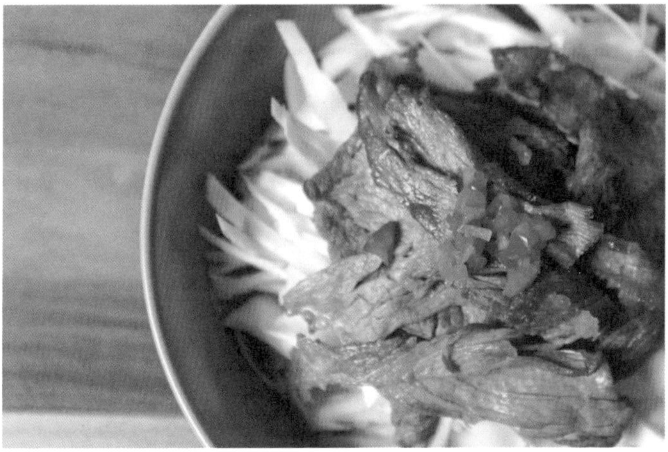

재료

양배추 1/4통

구운 닭가슴살, 구운 돼지고기 목살, 구운 쇠고기 중 택1(100g 정도)

간장+참기름 소스

HOW TO MAKE IT?

01 양배추는 채를 썬다.

02 고기는 구워서 준비한다.

03 밥 대신 채를 썬 양배추를 깔고 그 위에 고기를 올린다.

04 간장 + 참기름 소스를 두른다.

쇠고기 숙주 볶음

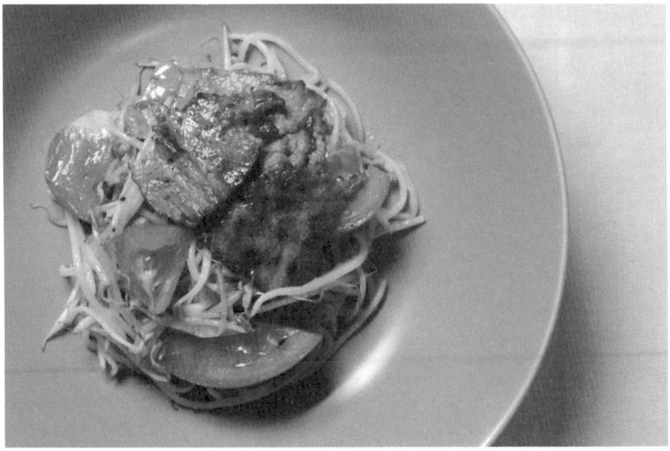

재료

숙주 100g	토마토 1/2개
등심 50g	간장 2큰술
미림 1큰술	다진 마늘 약간
소금	후춧가루

HOW TO MAKE IT?

01 등심에 간장, 다진 마늘, 미림을 섞어서 재워둔다.

02 토마토를 한입 크기로 토막 낸다.

03 팬에 재워둔 쇠고기를 볶다가 고기가 어느 정도 익으면 숙주와 토마토를 넣고 살짝 볶는다.

04 소금과 후춧가루로 간을 한다.

채소 두부 구이

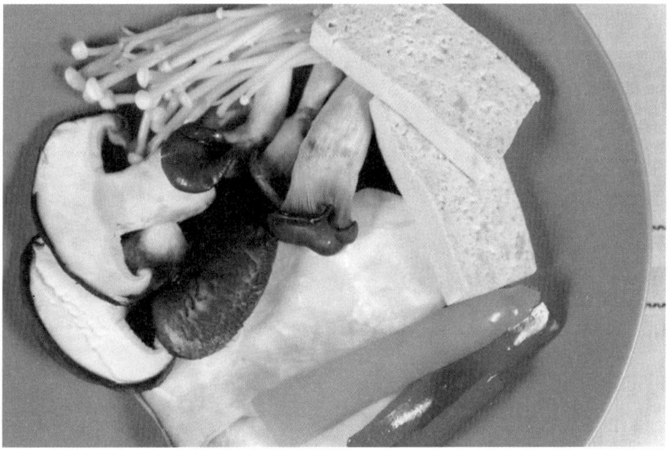

재료

두부	아스파라거스
가지	포도씨유
토마토	쯔유
버섯	

HOW TO MAKE IT?

01 채소와 두부를 포도씨유에 살짝 굽는다.

02 쯔유로 간을 한다.

토마토 달걀 볶음

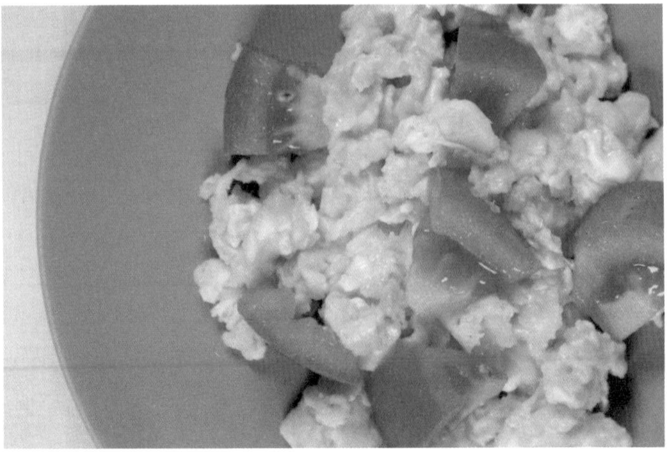

재료

토마토 1개
달걀 2개
포도씨유
소금
후춧가루

HOW TO MAKE IT?

01 토마토를 한입 크기로 썰어서 포도씨유에 살짝 볶는다.

02 달걀을 풀어서 볶은 토마토 위에 붓고 스크램블처럼 익힌다.

03 소금과 후춧가루로 간을 한다.

비빔밥 요리 01

낫토 달걀 비빔밥

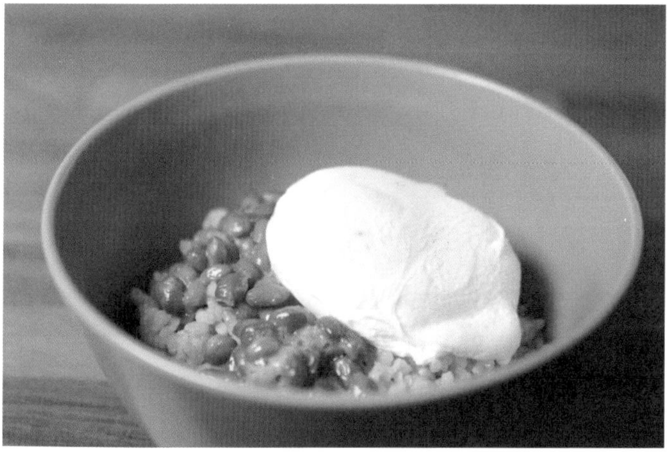

재료

낫토

현미밥 1/2공기

달걀 1개

간장 소스

HOW TO MAKE IT?

01 수란 또는 달걀 프라이를 만든다.

02 현미밥에 낫토를 얹고 그 위에 달걀을 올린다.

03 낫토에 들어 있는 간장 소스를 뿌린다.

나물 채소 비빔밥

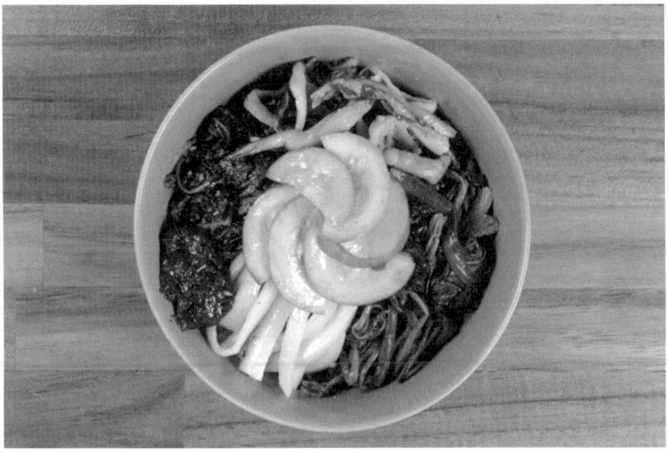

재료

각종 나물

현미밥 1/2공기

고추장

HOW TO MAKE IT?

01 도라지, 고사리, 콩나물, 무 등의 나물을 볶는다.

02 현미밥에 나물과 고추장을 넣고 비빈다.

국, 탕 요리 01

배추 버섯 두붓국

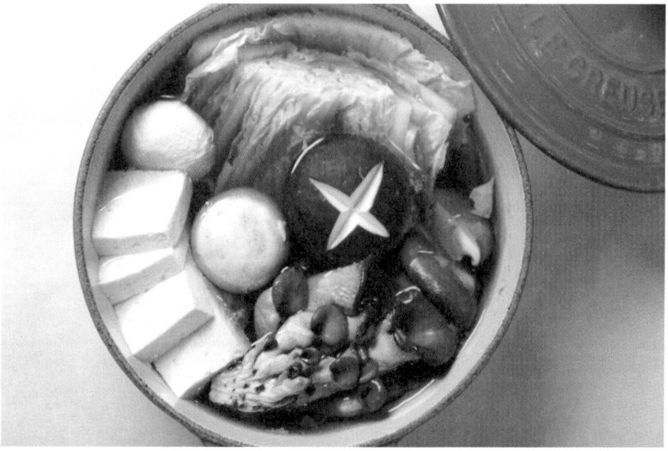

재료

배추 3잎	느타리버섯 5개
새송이버섯 2개	표고버섯 3개
두부 1/4모	국간장
다진 마늘 약간	멸치다시마육수

HOW TO MAKE IT?

01 배추, 두부, 버섯을 손질해서 먹기 좋게 자른다.

02 육수가 끓으면 손질한 재료를 넣고 한소끔 끓인다.

03 국간장과 마늘로 간을 한다.

돼지고기 곤약 된장국

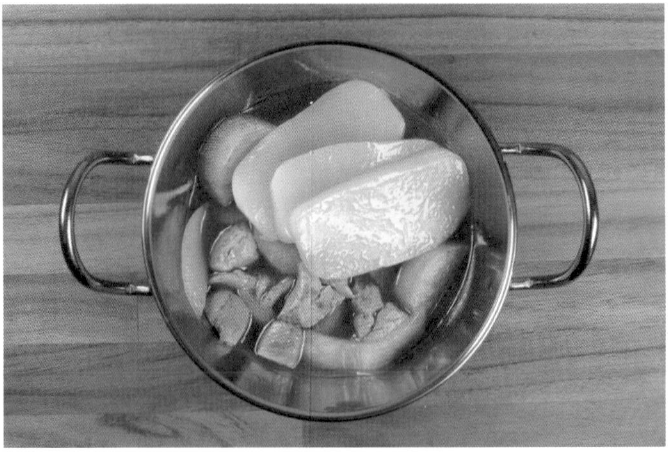

재료

돼지고기 50g	곤약 50g
양파 1/2개	당근 1/4개
된장 1큰술	파
청주 1큰술	다진 마늘 약간

HOW TO MAKE IT?

01 곤약은 데쳐서 먹기 좋은 크기로 자른다.

02 팬에 돼지고기, 양파, 당근, 다진 마늘을 넣고 볶는다.

03 돼지고기와 채소가 익으면 청주와 된장 1큰술을 넣고 잘 버무린 다음 곤약을 넣어서 조금 더 볶는다.

04 물을 붓고 된장을 조금 더 넣어 끓인다.

국, 탕 요리 03

버섯 채소 샤브샤브

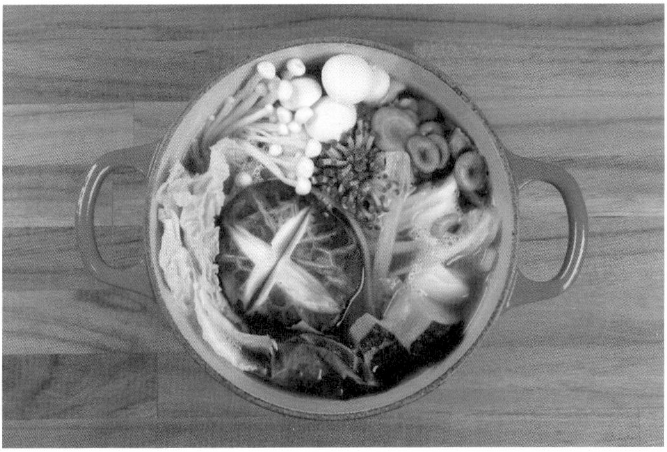

재료

버섯 150g(새송이버섯, 팽이버섯, 표고버섯)

배추

청경채

양파

멸치다시마육수

HOW TO MAKE IT?

01 버섯과 채소를 먹기 좋은 크기로 손질한다.

02 육수가 끓으면 버섯과 채소를 넣고 끓인다.

* 취향에 따라 두부와 쇠고기를 추가해도 좋다.

쇠고기 곤약면 샤브샤브

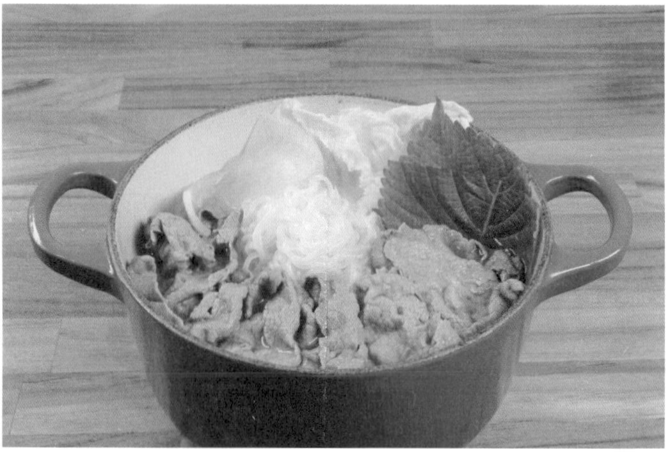

재료

샤브샤브용 쇠고기 50g
배추 4잎
곤약면
멸치다시마육수

HOW TO MAKE IT?

01 배추는 먹기 좋은 크기로 손질한다.

02 육수가 끓으면 쇠고기, 배추, 곤약면을 넣고 한소끔 끓인다.

• 에필로그 •

나의 프로필을 본 사람들은 약사라는 직업 외에 다양한 경력이 있는 것에 놀라곤 한다. 홈쇼핑 쇼호스트와 MD, 건강 컨설턴트로 활동했는가 하면, 화장품 수입을 하기도 했고, 최근에는 한국수자원공사에서 주관한 워터소믈리에 자격증도 따는 등 특이한 경력들이 있기 때문이다. 물론 약국을 10년 넘게 운영하면서 약사라는 직능도 당연히 수행했다.

언뜻 다양한 분야에서 활동한 듯 보이지만 사실은 이 모든 일들은 '건강'이라는 하나의 공통된 관심사에서 비롯된 것이다. 좀 더 많은 사람들에게 건강에 좋은 제품을 알리고 싶은 마음으로 홈쇼핑 쇼호스트에 도전했고, 피부에 좋은 건강한 화장품을 찾아보다가 화장품 수입을 하게 되었다. 우리 가족이 마실 건강하고 좋은 물이 무엇인지 알아보다가 워터소믈리에 자격증까지 따게 된 것이다.

날씬균 다이어트는 건강한 방법으로 살을 빼고 싶은 마음에서 시작했다. 날씬균을 늘리는 방법으로 놀라운 효과를 직접 경험하면서 널리 알리기 위해 용기를 냈다. 마흔이 넘는 나이에 블로그와 인스타그램, 유튜브를 시작했고, 마침내 책을 출간하기에 이르렀다.

항상 새로운 일에 도전하는 나를 지지해주고 격려해주는 남편에게 사랑과 감사의 마음을 전한다. 엄마를 자랑스러워하는 나의 사랑하는 아들 시헌이에게, 부족한 엄마도 노력해서 책을 쓴 것처럼 힘들더라도 열심히 공부하라는 격려를 해주고 싶다. 그리고 다 큰딸을 아직도 챙겨주시는 엄마께 진심으로 감사하고 사랑한다는 말씀을 드린다. 또 건강식품에 관한 일이라면 언제나 귀 기울여주시고 도움주시는 드림리더 조만철 대표님, 그리고 장수정님, 이지은님, 차보경님, 김정호님께 진심으로 감사드린다. 마지막으로 언제나 나에게 응원을 아끼지 않는 가족들과 친구들에게 깊은 감사의 마음을 전한다.

김정현

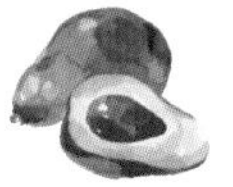
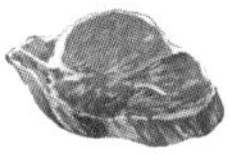

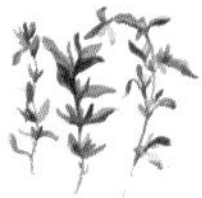

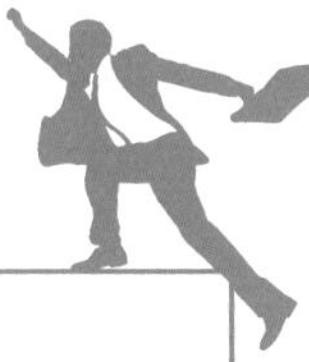

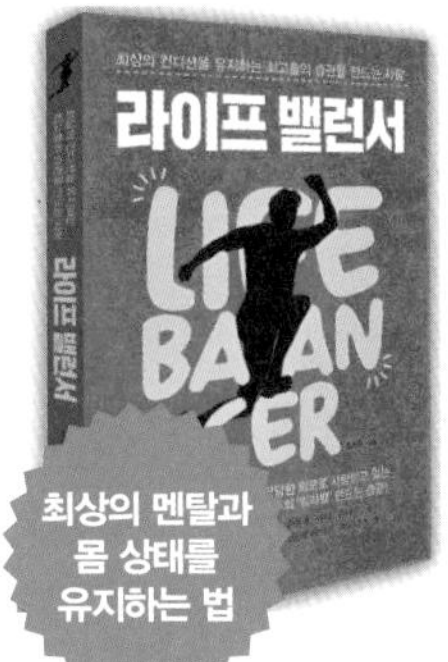

라이프 밸런서

김진우 지음 | 14,000원

셀럽들의 건강과 생활 습관을 책임지고 있는
국내 1호 life balancer 김진우가 알려주는,
건강하고 균형 잡힌 삶을 위해 당신이 할 일들

과거에는 PT가 나에게 맞는 운동을 설계해주는 '맞춤형 운동 전문가'의 개념이었다. 그러나 단순히 하나의 솔루션으로 건강을 담보할 수 있는 지금은 '균형 잡힌 삶을 설계해주는 인생 파트너'의 개념으로 바뀌고 있다.

더 좋고, 있어보이는 라이프스타일은 찾아 헤매면서 정작 자신의 삶을 좌우하는 몸과 마음의 라이프밸런스는 왜 신경 쓰지 않는가? 저자 개인의 경험과 셀러브리티들의 삶의 밸런스를 관리해준 사례를 통해 평범한 사람도 일–건강–생활의 균형을 찾을 수 있도록 구체적인 방법을 제시하는 이 책을 통해 독자들도 더욱 행복한 삶을 살 수 있을 것이다.

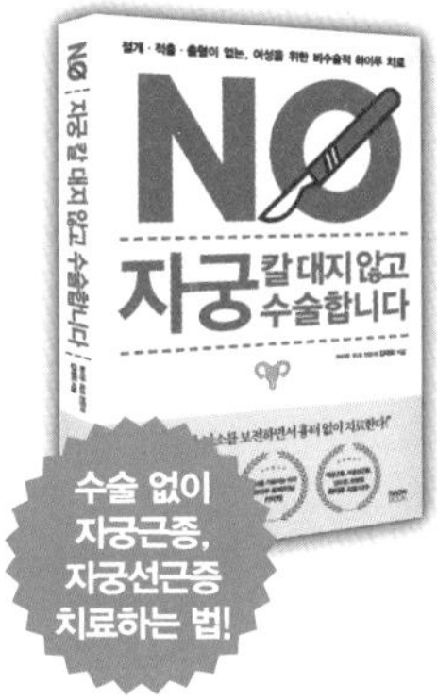

자궁, 칼 대지 않고 수술합니다

김태희 지음 | 14,500원

"자궁 · 유방 · 난소를 보전하면서 흉터 없이 치료한다!"
자궁 적출은 최선의 선택이 아니다 하이푸로 자궁을 지킨다

자궁근종, 자궁선근증 진단을 받은 여성이 37만 명을 넘어섰다. 여성의 건강을 위협하는 질병으로 해마다 증가하고 있는 자궁근종과 선근증. 통증, 출혈, 난임 등으로 고통받는 여성도 늘고 있다. 과연 자궁 적출만이 방법일까?

초음파 에너지를 집적해 종양을 태우는 하이푸 시술 2,500회 이상 성공 경험이 있는 김태희 서울하이케이어 원장이 비수술적 하이푸 치료를 소개한다. 하이푸 시술을 통해 출혈과 절개를 동반하는 자궁적출수술을 하지 않고도 자궁을 보전하면서 치료할 수 있다.